Weight Loss के 101 टिप्स

प्रस्तुत पुस्तक में रोग, उपचार एवं स्वास्थ्य संबंधी जो उपाय/सुझाव बताए गए हैं उन्हें अपनाने से पूर्व संबद्ध चिकित्सा विशेषज्ञ से परामर्श अवश्य कर लें।

Weight Loss के 101 टिप्स

डॉ. अनिल चतुर्वेदी

प्र
प्रभात प्रकाशन

प्रकाशक

प्रभात प्रकाशन प्रा. लि.

4/19 आसफ अली रोड, नई दिल्ली–110002

फोन : 23289777 • हेल्पलाइन नं. : 7827007777

इ–मेल : prabhatbooks@gmail.com ❖ वेब ठिकाना : www.prabhatbooks.com

संस्करण

2024

मूल्य

पाँच सौ रुपए

मुद्रक

यश प्रिंटोग्राफिक्स, नोएडा

WEIGHT LOSS KE 101 TIPS

by Dr. Anil Chaturvedi

Published by **PRABHAT PRAKASHAN PVT. LTD.**

4/19 Asaf Ali Road, New Delhi-110002

ISBN 978-93-5048-791-4

₹ 500.00

लेखकीय

मोटापा उठना-बैठना भी मुश्किल कर देता है। उम्र बढ़ने के साथ-साथ आपको बीमारियों के साथ-साथ सुस्ती भी घेरती है। वास्तविकता तो यह है कि मोटापा और शरीर का वजन बढ़ना ऊर्जा के सेवन और ऊर्जा के उपयोग के बीच असंतुलन के कारण होता है। अधिक चरबी-युक्त आहार का सेवन करना भी मोटापे का कारण है। मोटापा एक ऐसी बीमारी है, जो किसी को भी हो सकती है।

वजन बढ़ने के कारण

- ज्यादा खान-पान, बैठकर काम करना, व्यायाम न करना।
- आराम-तलब होना और परिश्रम न करना।
- चाहे जब भोजन करना; भोजन में वसा, मिठाई, तेल, घी, दूध, अंडे, शराब, मांस, धूम्रपान, अन्य तरह का नशा आदि मात्रा से अधिक होना।
- कई बार मोटापा वंशानुगत भी होता है। परिवार में सभी मोटे लोग हैं तो आने वाली संतान भी मोटी हो सकती है।
- जिस प्रकार खाँसी और कब्ज को रोग का घर कहा जाता है, वैसे ही मोटापे को भी कई बीमारियों का जनक माना जाता है। दरअसल अधिक मोटे व्यक्ति के शरीर में चरबी ही बढ़ती है, अन्य धातुएँ उतनी नहीं बढ़तीं। मोटा व्यक्ति भूख शांत करने के लिए नहीं खाता, बल्कि स्वाद की इंद्रियों को शांत करने के लिए कई तरह के भोजन करता है। यूँ भी कह सकते हैं कि अतिरिक्त भोजन मिलने पर, आराम-तलब होने पर और परिश्रम न करने पर हमारा शरीर अनावश्यक चरबी एकत्र करने लगता है। यही मोटापे का रूप होता है।
- असंतुलित व्यवहार और मानसिक तनाव की वजह से लोग ज्यादा भोजन करने लगते हैं, जो मोटापे का कारण बनता है। बढ़ा हुआ वजन कैंसर के और करीब लाता है। मोटापे के कारण सबसे ज्यादा स्तन और बड़ी आँत कैंसर होने की आशंका रहती है। इसके अलावा पैन क्रिएटिक या आमाशय कैंसर भी हो

सकता है। इन दोनों कैंसरों में बचने की संभावना बहुत कम होती है।

इस पुस्तक का उद्देश्य

इस पुस्तक में ऐसे उपयोगी तरीके बताए गए हैं, जिन पर अमल करते हुए कोई भी व्यक्ति अपने शरीर का वजन घटा सकता है और संतुलित जीवन गुजार सकता है।

—डॉ. अनिल चतुर्वेदी

अनुक्रम

लेखकीय 5

1. क्यों जरूरी है परफेक्ट वजन? 11
2. क्या आपका वजन ठीक है? 13
3. कम कार्बोहाइड्रेट का सेवन अनुचित है! 16
4. आहार और व्यायाम की डायरी बनाएँ 18
5. पावर डाइट से घटाएँ वजन 20
6. दृढ़ता के साथ वजन घटाएँ 23
7. खान-पान से कम करें वजन 26
8. वजन घटाने के लिए एयरोबिक्स का प्रयोग 28
9. वजन घटाने के लिए मालिश का प्रयोग 30
10. छोटी-छोटी काम की बातें 32
11. प्रात:कालीन सैर 34
12. वजन घटाने के लिए व्रत-उपवास का प्रयोग 37
13. कैलोरी पर आधारित भोजन 39
14. मजबूत रहें, आकर्षक नजर आएँ 41
15. वजन घटाएँ, दीर्घजीवी बनें 43
16. कैसे करें मोटापे की पहचान? 45
17. क्या कार्बोज, प्रोटीन और वसा का प्रयोग त्याज्य है? 47
18. एयरोबिक्स के कुछ व्यायाम 49
19. योजना बनाकर वजन घटाइए 52
20. आजमाएँ आसान तरीके 54
21. पोल डांस करें और वजन घटाएँ 56

22. योगासन से घटाएँ वजन 58
23. कैसे घटाएँ बच्चों का वजन? 60
24. खाने-पीने की सावधानियाँ 63
25. गलतियाँ जो बढ़ाती हैं वजन 66
26. थायरॉइड के दौरान कैसे करें वजन कम 68
27. सात नियम, जो वजन न बढ़ने दें 71
28. वजन घटानेवाले पाँच आहार 74
29. सूप पिएँ, वजन घटाएँ 76
30. दिनचर्या पर ध्यान दें, वजन घटाएँ 78
31. आहार संबंधी नियम 80
32. वजन कम करने के नए डाइट प्लान 82
33. आहार कैसे लें? 85
34. बढ़ती कमर, घटती उमर 87
35. कैसे करें जिम का चयन? 90
36. नियमित व्यायाम 93
37. कार्बोहाइड्रेट का प्रबंधन करें 95
38. गरुडासन करें, वजन घटाएँ 98
39. प्रोटीन शेक लें, वजन घटाएँ 101
40. जी.एम. डाइट अपनाएँ 103
41. आहार संबंधी भ्रांतियाँ 107
42. कैसे घट सकता है बुजुर्गों का वजन? 109
43. ऐसी गलतियों से बचें 111
44. कैसे कम करें अतिरिक्त चरबी 113
45. क्या ऑपरेशन के सहारे वजन घटाना सुरक्षित है? 115
46. सर्दियों में कैसे रखें वजन को नियंत्रित 117
47. कहीं आपकी दवाएँ तो नहीं बढ़ा रहीं वजन? 120
48. चयापचय को समझना जरूरी है 122
49. समझिए बी.एम.आई. को 125

50. गर्भावस्था के बाद वजन कैसे घटाएँ 127
51. योगासन द्वारा वजन घटाएँ 129
52. धूम्रपान छोड़ने के बाद भी रखें वजन पर काबू 131
53. प्राकृतिक चिकित्सा, आयुर्वेद और होम्योपैथी से वजन घटाएँ 133
54. बिना दूध की चाय पीएँ 135
55. आहार नियंत्रण द्वारा वजन घटाना सही नहीं 137
56. वजन कम करने के घरेलू नुस्खे 139
57. वजन घटाने में सहायक है खाने का सही तरीका 141
58. स्वस्थ आदतें अपनाकर वजन घटाएँ 143
59. ज्यादा सोने से घटता है वजन 145
60. आहार योजना बनाएँ, वजन घटाएँ 147
61. पेट व कमर की चरबी घटाएँ 149
62. कारगर नुस्खे 151
63. मसालेदार भोजन घटाए वजन 153
64. भोजन में करें नारियल के तेल का प्रयोग 155
65. काम की बातें 157
66. रचनात्मक रहकर वजन घटाएँ 159
67. झूलन-लटकन आसन करें 161
68. वजन घटाने में मददगार नाश्ता 163
69. नृत्य करें और वजन घटाएँ 165
70. वजन घटानेवाले पेय 167
71. मीठा छोड़ें, वजन घटाएँ 169
72. तैराकी से वजन कम करें 171
73. कुछ उपयोगी उपाय 173
74. संतुलित आहार क्या है? 175
75. योजनाबद्ध व्यायाम करें और वजन घटाएँ 177
76. कैलोरी की खपत बढ़ाते हैं व्यायाम 179
77. लाभदायक कार्बोहाइड्रेट की मदद से वजन घटाएँ 181

78.	हानिकारक कार्बोहाइड्रेट	183
79.	कैलोरी की अहमियत को समझें	185
80.	कैलोरी मात्रा क्या है?	187
81.	भोजन का कैलोरी मूल्य	189
82.	आहार संबंधी सुझाव	197
83.	विश्वसनीय आहार नियंत्रण योजना	199
84.	नियंत्रित आहार योजना—1	201
85.	नियंत्रित आहार योजना—2	203
86.	नियंत्रित आहार योजना—3	205
87.	नियंत्रित आहार योजना—4	207
88.	संतुलित रहे कोलेस्ट्रॉल की मात्रा	209
89.	वसा और मोटापे का रिश्ता	211
90.	विभिन्न खाद्य पदार्थों में कैलोरी की गणना	213
91.	कैलोरी और मोटापा	215
92.	शरीर में बढ़ती चरबी को कैसे रोकें	217
93.	रेशदार-युक्त आहार का सेवन करें	218
94.	आहार संबंधी भ्रांतियाँ	220
95.	आहार संबंधी भ्रांतियों से बचें	222
96.	कैलोरी की खपत कर चुस्त-दुरुस्त रहें	224
97.	भ्रमण के लिए जूतों का चयन कैसे करें	226
98.	कम वक्त में वजन घटाए लिपोसक्शन	228
99.	वजन घटाने के लिए आयुर्वेद	230
100.	अनाप-शनाप खाने की इच्छा नियंत्रित करें	231
101.	वजन घटाने में प्रोटीन का महत्त्व	233

1

क्यों जरूरी है परफेक्ट वजन?

अपने फिगर को लेकर तो आपको चिंता रहती है, पर क्या कभी अपने वजन की चिंता हुई है? क्या कभी आपको चिंता हुई है कि आपका वजन विभिन्न मापदंडों के मुताबिक सटीक है या नहीं? सवाल यह है कि अपने आदर्श वजन की जानकारी होना क्यों जरूरी है? इस प्रश्न का जवाब यह है कि आदर्श वजन के आधार पर आप यह जान पाएँगे कि आप किसी भी तरह के स्वास्थ्य संबंधी खतरे से जूझ रहे हैं या नहीं।

क्यों जरूरी है परफेक्ट वजन?

परफेक्ट वजन का मतलब है बॉडी मास की तुलना में बॉडी फैट की मात्रा ठीक होना, यानी आपका वजन आपकी लंबाई के अनुपात में ठीक है या नहीं। वजन ठीक है तो आप न सिर्फ अपनी उम्र से कम दिखाई देंगे, बल्कि बेहतर जीवन-शैली को भी आसानी से अपना सकेंगे। दूसरी ओर, मोटा होना कई बीमारियों की आशंका को बढ़ा देता है। भारतीय शहरों में लगभग 65 प्रतिशत युवा आज या तो स्थूलकाय हैं या फिर मोटापे से परेशान हैं। ऐसे लोग दिल की बीमारियों, उच्च रक्तचाप, टाइप टू डायबिटीज, ऑस्टियो ऑर्थराइटिस, कुछ खास तरह के कैंसर, साँस लेने से जुड़ी परेशानियों से पीड़ित हैं या फिर इन बीमारियों से पीड़ित होने के कगार पर हैं।

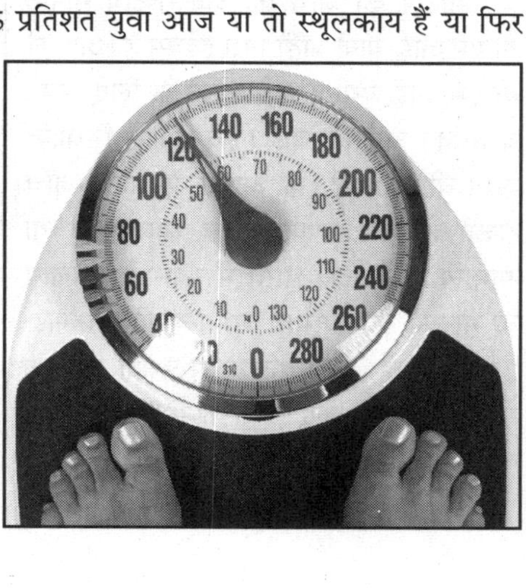

विशेषज्ञ मोटापे को मापने के लिए बी.एम.आई. को सही पैमाना मानते हैं। बहुत से प्रशिक्षक

बी.एम.आई. को मापने के लिए केवल कमर की माप लेने की बजाय कमर और कूल्हे के अनुपात को ज्यादा प्राथमिकता देते हैं।

बी.एम.आई. पर रखें नजर

बी.एम.आई. पर नजर रखकर आप अपने वजन पर खुद भी नियंत्रण रख सकते हैं। यदि आप ओवरवेट हैं या मोटापे से ग्रस्त हैं तो पहले खुद को और मोटा होने से रोकें, तभी बाद में अपना वजन कम करने पर ध्यान दे पाएँगे।

अगर आपका बी.एम.आई. रेंज हेल्दी है तो अच्छी डाइट और एक्सरसाइज के जरिए बाद में अपना वजन बढ़ा भी सकते हैं।

अगर आपका बी.एम.आई. आपको हेल्दी वेट वाला बताता है तो आपकी कमर की माप लेना और महत्त्वपूर्ण हो जाता है। अगर आपकी कमर का आकार 80 सें.मी. से ज्यादा है तो स्वास्थ्य संबंधी समस्याओं से ग्रस्त होने की आशंका आप में ज्यादा है। महिलाओं में कमर और उससे निचले हिस्से में वसा बढ़ने की आशंका ज्यादा रहती है। अपनी कमर के आकार को मापने के लिए सीधे खड़े होकर टेप से आप हिप बोंस के ठीक ऊपर का हिस्सा मापें। ऐसा साँस छोड़ने के तुरंत बाद करें।

शोध बताते हैं कि यदि आप लंबे समय से ओवरवेट हैं तो 5 से 15 प्रतिशत तक वजन घटाने से भी आपका स्वास्थ्य काफी बेहतर हो सकता है।

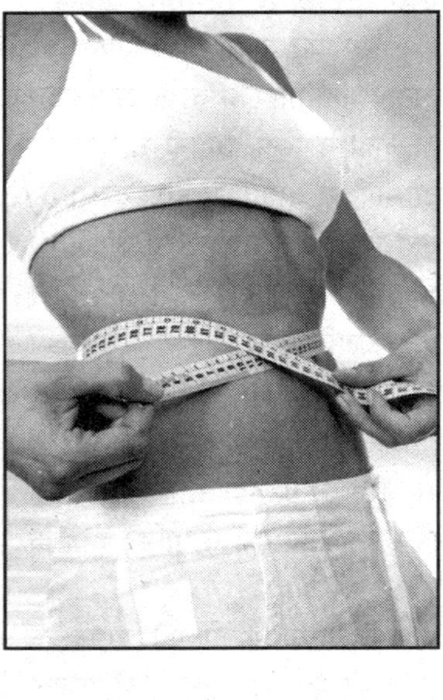

ऐसे जाँचें अपनी बी.एम.आई.

मोटापे की जाँच का अंतरराष्ट्रीय मानक बी.एम.आई. यानी बॉडी मास इंडेक्स है। आपकी बी.एम.आई. क्या है, इसे मापने के लिए अपने वजन को अपनी लंबाई (इंच में) से डिवाइड करें। बी.एम.आई. के आधार पर आप जाँच सकते हैं कि आपका वजन सामान्य है या सामान्य से ज्यादा। भारत में स्वास्थ्य मंत्रालय के मानकों के अनुसार, सामान्य बी.एम.आई. 23 से कम है, ओवरवेट 23 से ज्यादा और 25 से ज्यादा बी.एम.आई. वालों को मोटापे से पीड़ित की श्रेणी में रखा गया है।

□

2

क्या आपका वजन ठीक है?

वजन घटाने की तरकीब सिखानेवाली ज्यादातर पुस्तकों में सलाह दी जाती है कि अपने आहार में अधिक प्रोटीन और वसा का प्रयोग करें, मगर कार्बोहाइड्रेट का प्रयोग कम-से-कम करें। इस नसीहत को पढ़ते ही पहला सवाल जेहन में उभरता है—"तो फिर लोग अधिक प्रोटीन और वसायुक्त आहार ग्रहण कर कम कार्बोहाइड्रेट की मदद से वजन कैसे घटा सकते हैं?" सलाह दी जाती है कि आप नाश्ते में अंडे खा सकते हैं, भोजन में सूखी रोटी ग्रहण कर सकते हैं और रात में सिर्फ सूप पीकर गुजारा कर सकते हैं।

यह सलाह सुनने में असरदार भी लगती है। वे यह भी बताते हैं कि आपको भोजन में कार्बोहाइड्रेट शामिल नहीं करना चाहिए। उदाहरण के तौर पर सब्जियों, फलों, ब्रेड, आलू, पास्ता आदि को वर्जित आहार घोषित किया जाता है। क्या यह अजीब नहीं

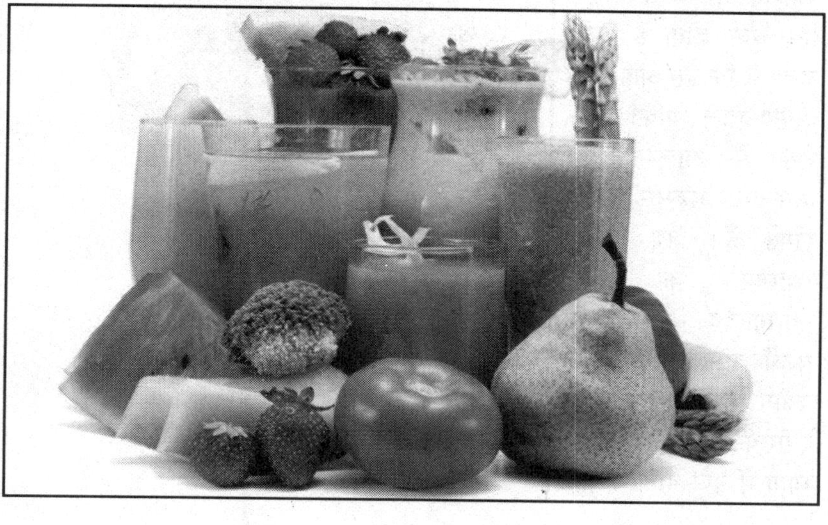

लगता? बेशक, यह सलाह सही नहीं है।

यह सच है कि कम कार्बोहाइड्रेट का प्रयोग करने से आप शुरू-शुरू में वजन को घटता हुआ महसूस करते हैं; मगर आरंभिक तौर पर जो वजन घटता है, वह असल में पानी घटने के कारण होता है। केटोसिस नामक मेटाबॉलिक प्रक्रिया के कारण ऐसा होता है, जो प्रक्रिया अस्वस्थ लोगों (उदाहरण के तौर पर—मधुमेह और गुर्दा रोग से पीड़ित व्यक्ति) के शरीर में पाई जाती है और जो स्वस्थ लोगों के शरीर में नहीं होनी चाहिए। जैसे ही शरीर के भीतर पानी खत्म हो जाता है, तब चरबी की खपत शुरू हो जाती है। इस प्रक्रिया को वजन घटाने की दृष्टि से लोग सही मान सकते हैं; मगर इसका नकारात्मक पहलू यह है कि केटोसिस प्रक्रिया के तहत शरीर की प्रोटीन भी नष्ट होने लगती है। यह अत्यंत ही नुकसानदेह साबित हो सकता है। ऊर्जा के लिए ईंधन के स्रोत के रूप में प्रोटीन को नष्ट करते हुए शरीर एक अत्यंत महत्त्वपूर्ण तत्त्व को नष्ट करना शुरू कर देता है, जो जीवित रहने के लिए आवश्यक होता है (चूँकि प्रोटीन शरीर की कोशिकाओं और अंगों के निर्माण व रख-रखाव की भूमिका निभाती है)।

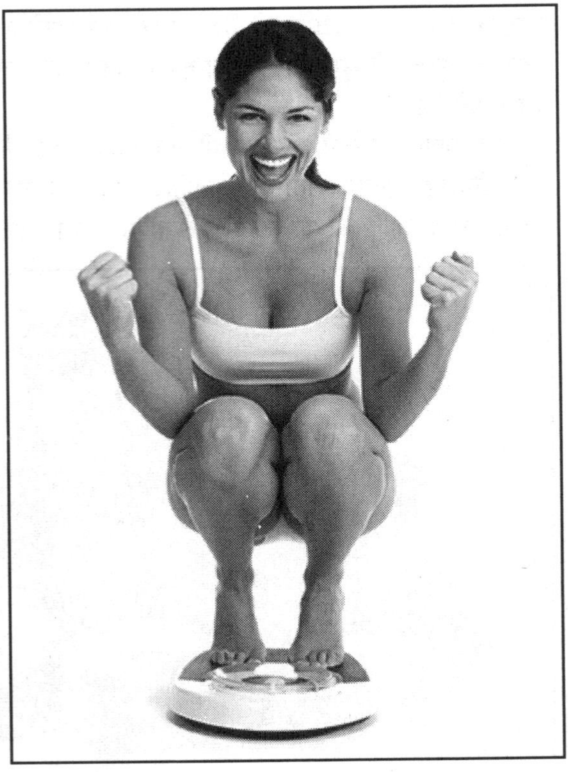

यह एक तथ्य है कि जब आपके पेशाब में कीटोंस नामक तत्त्व शामिल हो जाता है तो साफ जाहिर होने लगता है कि आपका शरीर मांसपेशियों की कोशिकाओं की खपत शुरू कर चुका होता है। यही वजह है कि इस आहार को अपनानेवाले व्यक्ति शुरू-शुरू में आलस्य और कमजोरी महसूस करने लगते हैं। जब व्यक्ति स्वास्थ्य के लिए नुकसानदेह कम कार्बोहाइड्रेटवाले आहार का प्रयोग करने लगता है तो शरीर की कोशिकाएँ अधिक मात्रा में नष्ट होने पर गुर्दा

और जिगर भी बुरी तरह प्रभावित हो सकते हैं।

केटोसिस की प्रक्रिया के दौरान कैटी एसिड का विखंडन कीटों और एसीटोंस के रूप में होता है, जिनका उपयोग शरीर ईंधन के रूप में कर सकता है। दुर्भाग्य की बात है कि ऐसा होने पर शरीर के भीतर सोडियम और पोटैशियम की मात्रा भी घट जाती है। ये दोनों ही खनिज सेहतमंद बनाए रखने में अहम भूमिका निभाते हैं। थायरॉइड हारमोन का स्तर भी घट जाता है और आपके शरीर का मेटाबॉलिज्म ऊर्जा का संरक्षण धीमी गति से करने लगता है। इस तरह वजन घटाने की प्रक्रिया भी धीमी हो जाती है। केटोसिस की प्रक्रिया के दौरान शरीर में ब्लड कोलेस्ट्रोल की मात्रा बढ़ती जाती है, जो सेहत के लिए हानिकारक साबित हो सकता है। इस प्रक्रिया का प्रतिकूल प्रभाव मस्तिष्क पर भी पड़ सकता है।

इस तरह आप देख सकते हैं कि वजन घटाने का यह तरीका खतरनाक साबित हो सकता है और ऐसा करने पर आपको अपनी सेहत के साथ खिलवाड़ करना पड़ सकता है। इसके अलावा, जैसे ही इस तरह के आहार को रोका जाता है, तेजी से वजन बढ़ने लगता है; चूँकि शरीर के भीतर कार्बोहाइड्रेट, जल और पोषक तत्त्वों की कमी हो जाती है। मस्तिष्क में भूख को प्रेरित करनेवाला केंद्र (एपीस्टेट) आपकी भूख बढ़ा देता है और आप अधिक मात्रा में कार्बोहाइड्रेट का सेवन करना शुरू कर देते हैं।

□

3

कम कार्बोहाइड्रेट का सेवन अनुचित है!

अमेरिकन कालेज ऑफ प्रिपेंटिव मेडिसिन की सालाना बैठक में (21 फरवरी, 2004) एक शोध-पत्र प्रस्तुत किया गया, जिसमें बताया गया—"जिन भ्रांतियों के चलते आहार में कम कार्बोहाइड्रेट को शामिल किया जाता है, उसे पागलपन की संज्ञा ही दी जा सकती है।" इस शोध-पत्र को कनेक्टीकट के येल प्रिपेंटिव मेडिसिन रिसर्च सेंटर के डेविड एल. काज, एम.डी., एम.पी.एच. ने प्रस्तुत किया था। इस शोध-पत्र को 'मेडस्केप मेडिकल न्यूज रिपोर्ट 2004' में प्रकाशित किया गया।

इस शोध-पत्र में बताया गया कि जो आहार ऊर्जा के असंतुलन को दूर नहीं करता, उदाहरण के तौर पर खपत की गई कैलोरी की तुलना में कई गुना ज्यादा कैलोरी ग्रहण करना, तो ऐसे आहार को आदर्श नहीं माना जा सकता। शोध-पत्र में बताया गया कि खाद्य पदार्थ उद्योग कम कार्बोहाइड्रेट के प्रति लोगों के बढ़ते रुझान को भुनाने के लिए

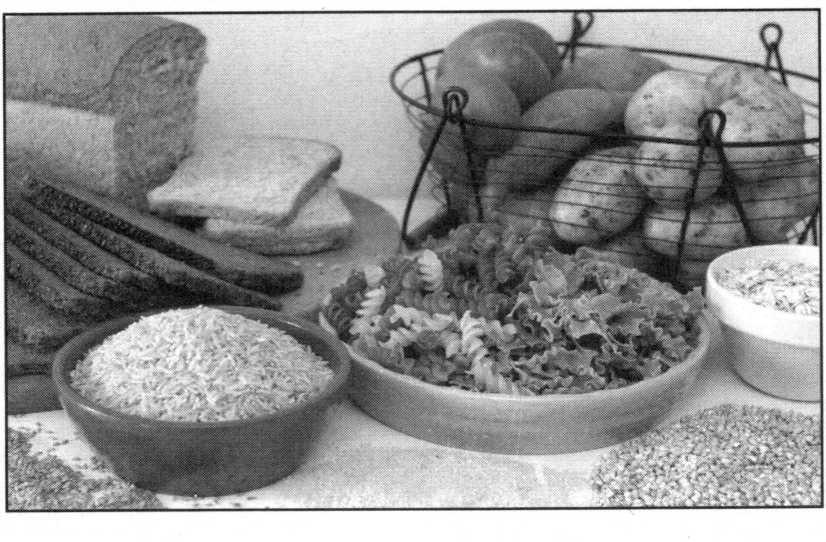

कम कार्बोहाइड्रेट वाले खाद्य पदार्थों को उपभोक्ताओं तक पहुँचाने में जुटा हुआ है। ऐसे पदार्थों में कैलोरी की मात्रा काफी अधिक पाई जाती है। शोध-पत्र में यह भी चेताया गया है कि कम फैट का दावा करनेवाले उत्पाद भी सेहत के लिए नुकसानदेह साबित हो सकते हैं। कम कार्बोहाइड्रेट वाले आहार की वकालत करनेवाले आहार का चुनाव करने के लिए जिस ग्लाइसमीक इंडेक्स का प्रयोग करने की सलाह देते हैं, उस पर अमल करने से विरोधाभासपूर्ण नतीजे सामने आ सकते हैं। उदाहरण के तौर पर, आइसक्रीम का लाइसपीक इंडेक्स गाजर की तुलना में कम होता है।

इस तरह के कम कार्बोहाइड्रेट, अधिक फैट व प्रोटीनवाले खाद्य पदार्थ के जरिए वजन घटाने का दावा किया जाता है; जबकि फैट होने के कारण ऐसे पदार्थ में 60 प्रतिशत से अधिक कैलोरी पाई जाती है। इसके अलावा, ऐसे खाद्य पदार्थों में फैट के किसी वर्गीकरण का उल्लेख नहीं होता।

इस तरह के आहार को विज्ञापनों के जरिए वजन घटाने के उपाय के रूप में प्रचारित किया जाता रहा है। सुरक्षा की दृष्टि से इस तरह के आहार संदिग्ध ही बने हुए हैं और इसकी प्रामाणिकता के पक्ष में विज्ञान-सम्मत साक्ष्य नगण्य हैं। इस तरह के आहारों से संबंधित हाल के तथ्यों से स्पष्ट होता है कि आरंभ में अगर कुछ वजन घटता हुआ नजर आता भी है तो वह कम कार्बोहाइड्रेट की वजह से नहीं, बल्कि कम कैलोरी के सेवन के कारण ही संभव हो पाता है। लेकिन ज्यादातर मामलों में वजन में अप्रत्याशित वृद्धि देखी जाती है, चूँकि ऐसे आहार में सामान्य रूप से कैलोरी, फैट और प्रोटीन की मात्रा भी अधिक पाई जाती है। इस तरह आपको अधिक दुष्प्रभावों का सामना करना पड़ता है। आपके शरीर के महत्त्वपूर्ण अंगों में तेजी से चरबी एकत्र होने लगती है। इतना ही नहीं, ऐसे असामान्य कम कार्बोहाइड्रेट वाले आहार के चलते केटोसिस की प्रक्रिया शुरू हो जाती है, जो गुर्दों को नुकसान पहुँचा सकती है।

इस तरह का तेजी से वजन घटाने का दावा करनेवाला कम कार्बोहाइड्रेट वाला आहार अधिक फैट और प्रोटीन होने के कारण वजन घटाने की जगह वजन को बढ़ाने का ही कारण बन जाता है। शुरू-शुरू में ऊर्जा निर्माण के लिए फैट व प्रोटीन की खपत होती है और शरीर का वजन घटता हुआ महसूस होता है। इसके बाद शरीर में कार्बोहाइड्रेट की कमी हो जाती है, चूँकि आहार के साथ कम कार्बोहाइड्रेट का सेवन किया जाता है। शरीर पहले से मौजूद कार्बोहाइड्रेट का उपयोग ईंधन के रूप में करना शुरू कर देता है। इस तरह के आहार के चलते व्यक्ति हृदय रोग सहित अन्य कई रोगों का शिकार हो सकता है।

□

4

आहार और व्यायाम की डायरी बनाएँ

इससे पहले कि वजन घटाने के लिए आप आहार या व्यायाम की किसी योजना पर अमल शुरू करें, एक छोटी नोटबुक पर निम्नलिखित बातों को दर्ज कर लें—

1. जितनी बार आप आहार ग्रहण करते हैं उतनी बार समय लिखें।
2. आहार के रूप में आप क्या खाते-पीते हैं, प्रत्येक वस्तु का नाम मात्रा के साथ लिखें।
3. ग्रास (निवाला) का अनुमान लगाएँ।
4. आप भोजन कहाँ ग्रहण करते हैं—घर में, दफ्तर में, पार्टी में या अन्यत्र?
5. भोजन से पहले क्या आप भूख महसूस करते हैं?
6. उस समय आप तनावग्रस्त होते हैं या तनाव-मुक्त होते हैं, ऊबे होते हैं या

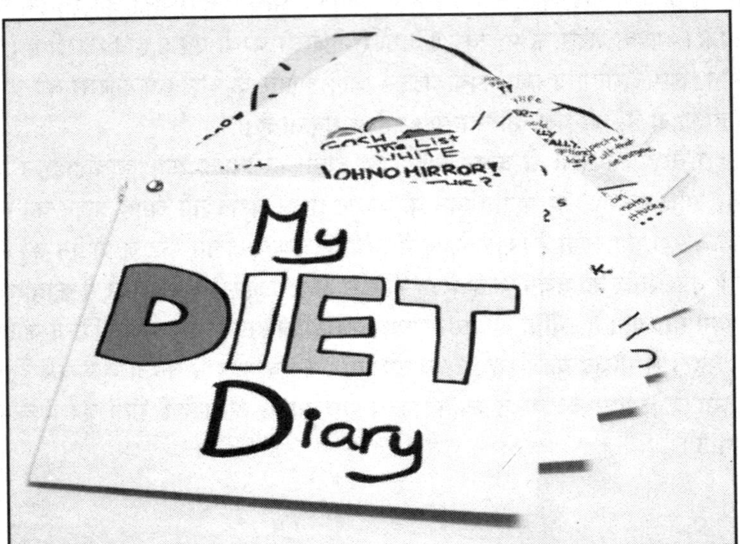

नाराज होते हैं या ग्लानि महसूस कर रहे होते हैं?

7. दिन भर की शारीरिक गतिविधियों का उल्लेख करें।
8. सप्ताह में एक बार अपना वजन करें।

एक सप्ताह या दो सप्ताह गुजर जाने के बाद आप अपने लिखे हुए ब्यौरे का विश्लेषण कर गौर करें कि किस तरह का आहार आप ग्रहण करते रहे हैं। यह एक प्रकार का आत्म-परीक्षण है। इसके लिए अंक देने या गलत उत्तर देने की कोई जरूरत नहीं है—

1. क्या आप दिन में दो, तीन या चार बार खाना खाते हैं?
2. क्या आप चटपटी चीजें नियमित रूप से खाते हैं?
3. भोजन के बीच आप कितने घंटे का अंतराल रखते हैं?
4. आप ऊबने, नाराज होने या ग्लानि महसूस करने पर बचाव करने के लिए भोजन करते हैं।
5. क्या आप अधिक फैट और कैलोरी-युक्त जंक फूड ग्रहण करते हैं?
6. आप प्रतिदिन कितनी कैलोरी, फैट या जंक फूड ग्रहण करते हैं।
7. भोजन करते वक्त आप भूख से प्रेरित होते हैं या सिर्फ खाने का समय होते ही खाने में जुट जाते हैं?
8. क्या आप किसी तरह की कसरत करते हैं?
9. क्या आप टी.वी. देखते हुए खाते हैं?
10. क्या आप देर रात सोने से ठीक पहले खाते हैं?

अब, आत्म-परीक्षण करने के बाद आप धीरे-धीरे अपने आहार और व्यायाम की आदत में सुधार कर सकते हैं। एक समय एक ही कदम उठाना उचित रहेगा।

1. अपने लिए छोटे-छोटे ऐसे लक्ष्य निर्धारित करें, जिन पर आप आसानी से अमल कर सकें। उदाहरण के तौर पर, अगले हफ्ते के आहार में फलों को जोड़कर अधिक कैलोरी और फैटवाली वस्तुओं को आप घटा सकते हैं।
2. एक महीने में ही 15 किलोग्राम वजन घटाने जैसा लक्ष्य निर्धारित न करें।
3. अगले सप्ताह अपने आहार की सूची से शर्करा-युक्त वस्तुओं को घटाकर अधिक सब्जियों को शामिल करें।
4. विश्लेषण करें कि आप किस समय खाते हैं और अपने भोजन का समय निश्चित करें।
5. अपने आहार में शामिल कैलोरी को लेकर सावधान रहें।

□

5

पावर डाइट से घटाएँ वजन

इस तेज रफ्तार जिंदगी में समय न होने की वजह से लोग व्यायाम नहीं करते, जिसकी वजह से वे मोटे होते चले जाते हैं। अगर आपके पास भी व्यायाम करने का समय नहीं है और आप अपनी बढ़ी हुई चरबी को खत्म करना चाहते हैं तो अपनी डाइट में कुछ बदलाव लाएँ और देखें कि आपका वजन कैसे कम होता है।

सुबह के समय

अपने दिन की शुरुआत नींबू, शहद और पानी पीकर कीजिए। इससे शरीर में जितनी भी गंदगी और विषाक्त तत्त्व होंगे, वे सब साफ हो जाएँगे।

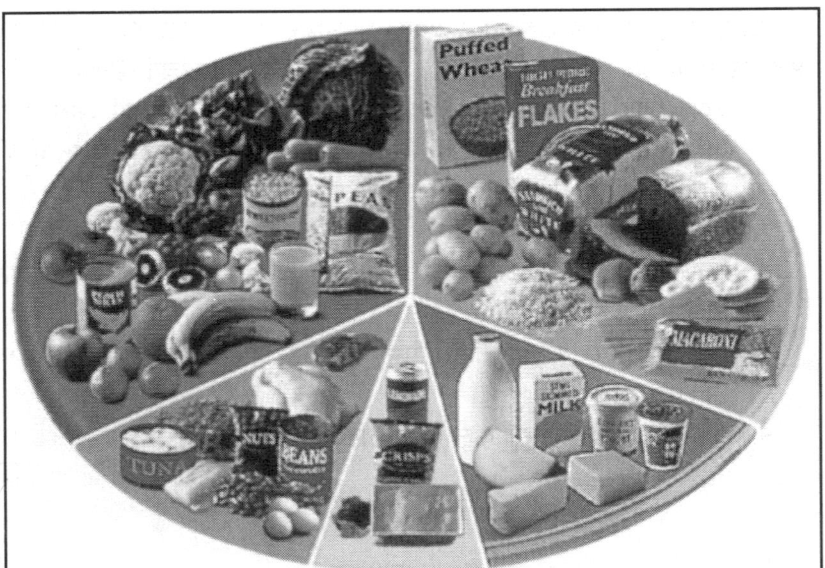

ब्रेकफास्ट

- अंडे के सफेद भाग का ऑमलेट+2 स्लाइस ब्राउन ब्रेड।
- दूध (वसा-रहित)+कॉर्नफ्लेक्स/ओट।
- फ्रूट सलाद/स्प्राउट।
- पोहा/उपमा।

लंच के पहले

ब्लैक कॉफी पीने से शरीर का मेटाबॉलिज्म बढ़ता है और काम करने में मन लगता है।

लंच में कोई एक चीज खाएँ

- उबला रोस्टेड चिकन/सोयाबीन (200 ग्राम)+ब्राउन राइस (आधा प्लेट)/ चपाती (1)।
- दाल+सलाद+ब्राउन राइस (आधा प्लेट), रोटी (1-2)।
- दही (100 ग्राम), यह पाचन में मदद करेगा।

शाम को

- भूख मिटाने के लिए कोई खट्टा फल खाएँ।
- ग्रीन टी और दो मारी लाइट बिस्कुट।
- उबला चना।

डिनर

- उबला सोयाबीन न्यूट्रीला, सूप+सलाद।
- उबला अंडा सफेद भाग (3)+वेजिटेबल सूप।
- चिकन या ट्यूना सलाद।
- उबली दाल।
- दलिया।

सोने से पहले

- 150-200 मि.ली. वसा-रहित दूध।

डाइट के अलावा भी कुछ बातों का ध्यान रखना जरूरी है

- हैवी डिनर करने से बचें। सोने से 3–4 घंटे पहले खाना खा लें।
- कोल्ड ड्रिंक की जगह नारियल पानी, वेजिटेबल सूप या मट्ठा पिएँ।
- रोजाना 2 से 3 लीटर पानी पिएँ।
- वजन घटाने के लिए फाइबर खाएँ, जिसके लिए खूब सारी सब्जियाँ और फल खाएँ।
- चीनी और मिठाई सीमित खाएँ।
- खाने के साथ पानी न पिएँ।

□

6

दृढ़ता के साथ वजन घटाएँ

शरीर में अत्यधिक वसा के एकत्र होने के कारण वजन बढ़ता है। मोटापा एक गंभीर स्वास्थ्य समस्या है, जो कई बीमारियों को जन्म देती है। अधिकतर लोगों में मोटापा बिना किसी दूसरी बीमारी के होता है। मोटापा हमेशा जरूरत से ज्यादा खाने के कारण होता है। प्रत्येक व्यक्ति को जीने के लिए एक निश्चित मात्रा में ऊर्जा (कैलोरी) की जरूरत पड़ती है, जो खाने से प्राप्त होती है। जब हम अधिक कैलोरी का खाना लेते हैं तो यह कैलोरी शरीर में वसा के रूप में एकत्र होने लगती है और धीरे–धीरे हमारा वजन बढ़ता जाता है।

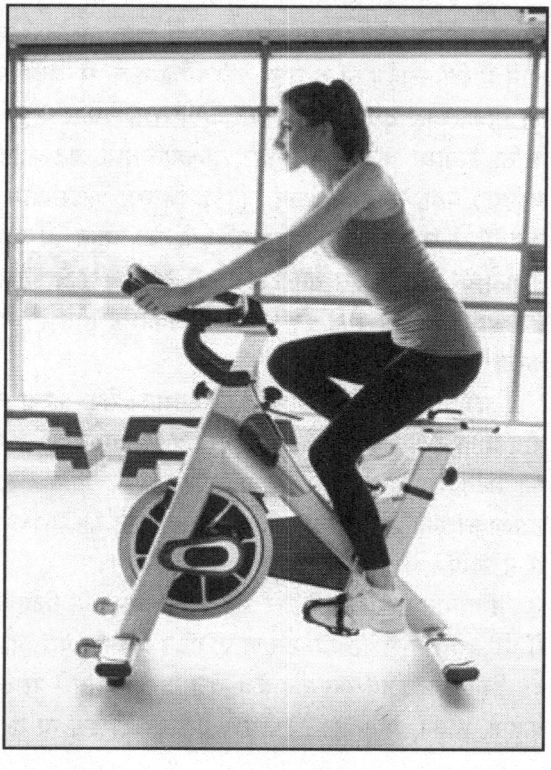

आजकल खाने में चीनी, मिठाई, तली हुई चीजों तथा फास्ट फूड का इस्तेमाल ज्यादा होने लगा है। इनमें कैलोरी की मात्रा बहुत ज्यादा होती है। इसके अलावा अधिकांश लोग व्यायाम नहीं करते। खाना अधिक खाना तथा व्यायाम न करना ही मोटापे का मुख्य

कारण है। परंतु कुछ लोगों में यह वंशानुगत होता है। इसमें प्राय: व्यक्ति चाहकर भी अपने खाने की इच्छा को कम नहीं कर पाते हैं और ज्यादा खाते रहते हैं। कभी-कभी मोटापा अन्य बीमारियों का भी एक लक्षण हो सकता है; जैसे—थायरॉइड की कमी, ग्रोथ हारमोन की कमी, स्टीरॉयड हारमोन की अधिकता तथा सेक्स हारमोन की कमी। कभी-कभी बच्चे में जींस की खराबी से भी मोटापा होता है।

मोटे लोगों में मधुमेह के होने की संभावना ज्यादा होती है। अधिक वजन के कारण महिलाओं में स्तन व गर्भाशय के कैंसर तथा पुरुषों में प्रोस्टेट ग्लैंड में कैंसर का खतरा बढ़ जाता है। इसके अलावा, मोटे लोगों में कोलन तथा रेक्टम (बड़ी आँत) के कैंसर होने की संभावना ज्यादा होती है। मोटापे की वजह से पित्ताशय में पथरी की शिकायत व जोड़ों में दर्द की बीमारी बढ़ जाती है। वजन बढ़ने के कारण कई बार इन मरीजों को सोते समय साँस लेने में परेशानी हो जाती है, जिसे 'स्लीप एप्निया' कहते हैं। इससे मरीज सोते समय खर्राटे लेता है और दिन में उसे सुस्ती बनी रहती है। इसका असर दिल पर भी पड़ सकता है।

दृढ़ इच्छा-शक्ति के साथ वजन घटाया जा सकता है। खाने में परहेज नियमित रूप से करना चाहिए। अपने डॉक्टर से खाने का चार्ट बनवाकर उसका पालन करें। खाने में चिकनाई (घी व तेल) की मात्रा कम-से-कम रखनी चाहिए। दूध की मलाई को निकालकर दूध का इस्तेमाल करें। सभी प्रकार की तली हुई चीजों; जैसे—पूड़ी-पराँठा, समोसा, कचौड़ी, पकौड़ी, दालमोठ तथा चाट का इस्तेमाल बिलकुल नहीं करना चाहिए। मेवा, क्रीम, मक्खन, कोल्ड ड्रिंक्स, आइसक्रीम तथा चॉकलेट का सेवन भी कम-से-कम करना चाहिए। सब्जियों को बहुत ही कम तेल में छौंकें। नॉनस्टिक बरतनों के इस्तेमाल से खाना बनाने में बहुत कम घी-तेल लगता है। घी एवं तेल, जो ठंडे होने पर जम जाते हैं, ज्यादा हानिकारक होते हैं, इसलिए इनका इस्तेमाल कम करना चाहिए।

ताजा फलों तथा सब्जियों का इस्तेमाल रोज करना चाहिए। खीरे, ककड़ी, मूली, नींबू पानी तथा सब्जियों के पतले सूप का इस्तेमाल खूब कर सकते हैं। मांसाहारी लोगों को मटन का सेवन कम करना चाहिए। मछली व चिकन को कम तेल में अथवा उबालकर खाएँ। खाने के परहेज में मुख्य बात यह है कि भोजन करने के अलावा बीच में न खाएँ।

नियमित रूप से प्रतिदिन 30 से 45 मिनट के लिए व्यायाम करना चाहिए। प्रारंभ में धीरे-धीरे 5 से 10 मिनट तक प्रतिदिन व्यायाम करें और कुछ सप्ताह में इसे बढ़ाकर 45 मिनट के लिए कर दें। तेज-तेज चलना सबसे सरल व्यायाम है। जॉगिंग, रस्सी कूदना, हॉकी, फुटबॉल, बैडमिंटन, टेनिस खेलना या तैरना लाभप्रद व्यायाम है। यदि

आपकी छाती में दर्द रहता है या दिल की बीमारी है तो व्यायाम करने से पहले डॉक्टर से परामर्श कर लें।

वजन कम करने की दवाएँ

हाल ही में वजन कम करने की दो नई दवाएँ ईजाद हुई हैं। जिन मरीजों को खाने के परहेज व व्यायाम से लाभ नहीं हो रहा है, उन्हें इन दवाओं के इस्तेमाल से लाभ मिलता है। इसके अलावा, एक बार वजन कम होने के बाद इन दवाओं के प्रयोग से वजन प्रायः नहीं बढ़ता। इनमें से एक दवा सिबुतरामीन है, जो भूख को कम करती है दूसरी दवा का नाम लिप्टैंट है, जो आँतों में वसा का पाचन नहीं होने देती। इन दोनों दवाओं का इस्तेमाल डॉक्टर की देख-रेख में ही करना चाहिए।

□

7

खान-पान से कम करें वजन

कहने की जरूरत नहीं कि मोटापे को कम करने के लिए आपको इधर-उधर भटकने की कतई जरूरत नहीं है। बस, अपनी दिनचर्या में थोड़ा सा बदलाव लाएँ और बिना किसी झंझट के वजन घटा लें। भले ही यह बात आपको अजीब लगे, मगर 100 फीसदी सच है।

हम हकीकत की दुनिया में जाएँ तो मानना होगा कि आज पूरी दुनिया मोटापे से परेशान है। इसके चक्कर में हम अपनी पसंद की चीजें नहीं खा पाते और हमें न चाहते हुए भी डाइटिंग करनी पड़ती है। नीचे ऐसे आहार की जानकारी दी जा रही है, जिनकी

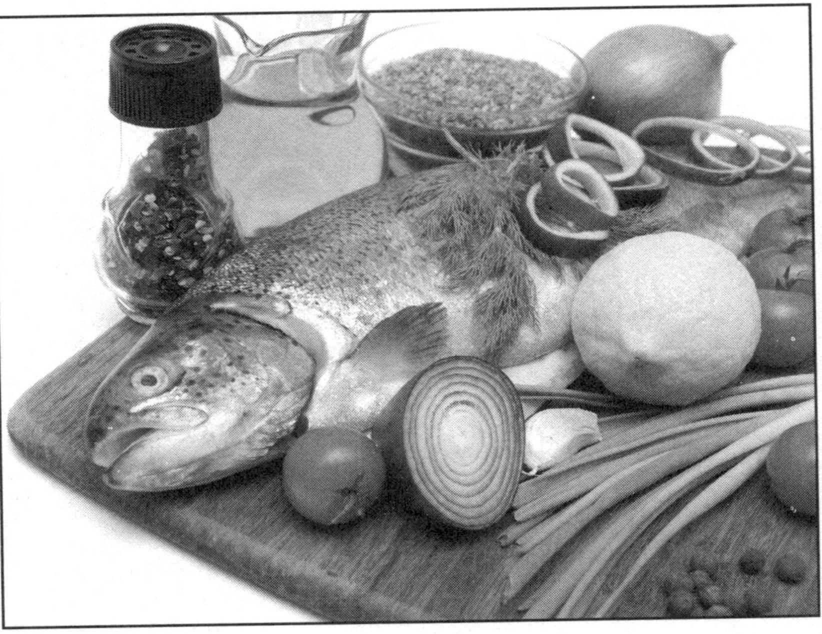

मदद से वजन को घटाने में सहायता मिल सकती है।

अंडा

अगर आप वजन कम करना चाहते हैं तो दो अंडे जरूर खाइए। अंडे में प्रोटीन और अमीनो एसिड पाया जाता है। यह शरीर का मेटाबॉलिज्म बढ़ाता है, जिससे पतले होने में मदद मिलती है। अंडे को खाने से कोलेस्ट्रॉल भी बढ़ता है। इस मकसद से अंडे का सफेद भाग ही खाएँ तो बेहतर होगा।

ओटमील

अपने दिन की अच्छी शुरुआत करने के लिए नाश्ते में ओटमील खाएँ। इसमें हाई फाइबर होता है, जिसे खाकर पेट अधिक समय तक भरा-भरा रहता है। इसे खाने से ब्लड शुगर नहीं बढ़ता। इसमें दालचीनी पाउडर मिलाकर खाएँगे तो वजन नियंत्रित रहेगा।

लहसुन

इसमें पाया जानेवाला तत्त्व लीवर को साफ करता है और शरीर में जमी हुई चरबी को जलाता है।

मूँगफली

मेवे में पाए जानेवाले तत्त्व हमारे शरीर के मेटाबॉलिज्म रेट को बढ़ाते हैं और इसके साथ-साथ पोषण भी देते हैं। मूँगफली खाने से शरीर से तेजी से चरबी गलती है, इसलिए रोजाना एक मुट्ठी मूँगफली अवश्य खाएँ।

मिर्च

यह शरीर में व्याप्त अवांछित कैलोरी जलाने में मददगार साबित हो सकती है। मिर्च गरम होती है और इसे खाने से आपका चेहरा लाल पड़ जाता है, तब शरीर सें पसीने के रूप में एक प्रकार का रसायन निकलता है, जो खाने को गरमी में बदलकर शरीर से बाहर करता है।

दालचीनी

एक चुटकी दालचीनी आपकी भूख को रोक सकती है। कई शोधों से पता चला है कि दालचीनी का भोजन में उपयोग करने से वजन कम होता है।

□

8

वजन घटाने के लिए एयरोबिक्स का प्रयोग

एयरोबिक्स एक पाश्चात्य व्यायाम शैली है, जिसका उद्‌देश्य बहुआयामी है। इस विद्या से हृदय की गति को विविध व्यायामों द्वारा धीरे-धीरे बढ़ाया जाता है, फिर क्रमशः गति को बढ़ाते हुए बहुत तेज और अंत में धीरे-धीरे कम करते हुए सामान्य स्तर पर लाया जाता है। जिन लोगों को हृदय रोग, उच्च रक्तचाप, जोड़ों में कठोरपन और कम लचीलापन हो, उन्हें इस क्रिया के अभ्यास पर संबद्ध व्यायाम विशेषज्ञ और डॉक्टर से परामर्श करने के बाद ही अभ्यास करना चाहिए, वरना हानि होने की संभावना रहती है।

एयरोबिक्स व्यायाम का उद्‌देश्य शरीर में अधिक ऑक्सीजन का संचारण करना है, ताकि हृदय की गति बढ़ने से रक्त-संचार सुधरे और पूरे शरीर को प्राणवायु मिलने से शक्ति का संचार हो तथा अनावश्यक रूप से बढ़ी चरबी घटे या वजन कम हो। इसकी प्रमुख विधियाँ हैं—

1. तेज गति से चलना
2. जॉगिंग
3. साइकिल चलाना
4. तैराकी
5. खुले मैदान में हरी घास पर नंगे पाँव चलना
6. एयरोबिक्स नृत्य
7. स्कीइंग।

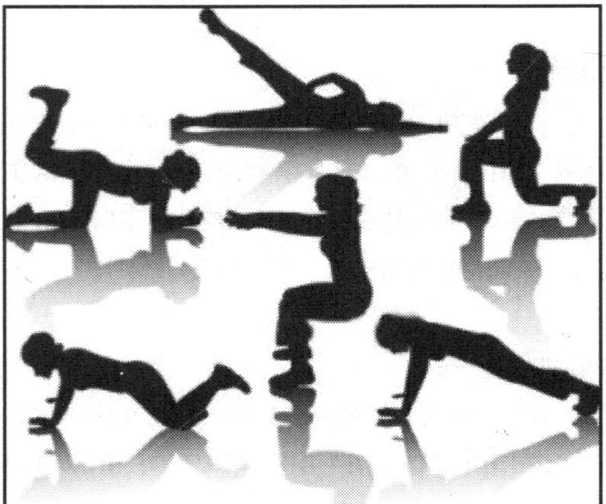

सावधानियाँ और दिशा-निर्देश

1. प्रत्येक व्यक्ति का स्वभाव, शरीर का गठन, उसकी क्षमता, रोग सहन करने की क्षमता, रोग का प्रकार अलग-अलग होने से सभी को एक जैसे व्यायाम नहीं सुझाए जा सकते। इसलिए किसी संबद्ध विशेषज्ञ से परामर्श करें।
2. एयरोबिक्स से पसीना खूब आता है। हृदय की धड़कन और गति बढ़ जाने के कारण हृदय रोगियों, रक्तचाप से ग्रस्त और जोड़ों के दर्द से परेशान रोगियों को अधिक सावधानी की जरूरत होती है।
3. ऐसे व्यायाम सप्ताह में 4-5 दिन तक करें, बीच में 2-3 दिन का अंतर दे दें और इस अंतराल के बाद पुनः चालू कर दें।
4. अपने शरीर और रक्तचाप की जाँच करवाते रहें।
5. इस बात का ध्यान रखें कि श्वसन तंत्र को पर्याप्त प्राणवायु मिलती रहे; मांसपेशियों, कोशिकाओं तथा अन्य अंगों का बराबर पोषण होता रहे और उनकी कार्यशीलता व कार्यक्षमता बनी रहे।
6. शरीर का स्वस्थ रहना हृदय द्वारा आपूर्ति किए गए रक्त की मात्रा पर निर्भर है, इसलिए स्वस्थ हृदय और नियमित रक्त-संचार के लिए ऑक्सीजन की निरंतर एवं समुचित मात्रा में आपूर्ति बहुत जरूरी है, और यह काम नियमित व्यायाम द्वारा ही संभव है।
7. इन व्यायामों को प्रारंभ करने से पहले शरीर को समुचित रूप से तैयार करना जरूरी है (जिसे वर्कअप या वार्मअप कहा जाता है); और व्यायाम जब समाप्त हो जाए तो शरीर को धीरे-धीरे पूर्ववर्ती स्थिति में लाना होता है (जिसे कूल डाउन कहा जाता है)। ये दोनों प्रक्रियाएँ सभी के लिए अति आवश्यक हैं।
8. इन व्यायामों से तुरंत लाभ-प्राप्ति के लिए हठधर्मिता और ज्यादती न करें। पहले हलके व्यायाम करें, फिर धीरे-धीरे गति एवं समय-सीमा बढ़ाते जाएँ। जब शरीर अभ्यस्त होने लगे तो व्यायाम का समय, गति और नंबर बढ़ाएँ।
9. अपने शरीर की क्षमता और साँस की गति का सदा ध्यान रखें तथा अति से बचें, अन्यथा लाभ के स्थान पर हानि हो सकती है।

□

9

वजन घटाने के लिए मालिश का प्रयोग

मालिश से पूरे शरीर को लाभ पहुँचता है। पसीने के साथ हानिकर विषाक्त तत्त्व शरीर से बाहर निकल जाते हैं। मालिश करने से पूरे शरीर का व्यायाम हो जाता है। अंग-प्रत्यंग अधिक बलवान् और पुष्ट हो जाते हैं। शरीर का थुलथुलापन घटता है। अधिक और अनावश्यक वसा कम होकर गरदन, कंधों, बाजुओं, पेट, कमर, टाँगों, कूल्हों, जाँघों एवं पिंडलियों से छँट जाती है तथा पूरा शरीर हलका, चुस्त, फुरतीला व लचीला हो जाता है, साथ ही विभिन्न अंगों की परिचालन क्षमता बढ़ जाती है। अंगों और जोड़ों का दर्द धीरे-धीरे कम होने लगता है। रक्त-संचार सुधरने से हृदय गति और हृदय की कार्यक्षमता बढ़ती है, श्वसन-प्रक्रिया नियमित होती है।

मालिश के विषय में आवश्यक दिशा-निर्देश

1. मालिश स्नान करने से पहले करें। गरमी में सूर्योदय से काफी पहले और सर्दी में दोपहर के समय, जब धूप तेज हो, स्नान करें।
2. बरसात के दिनों में हवा में नमी और सीलन होने के कारण पसीना अधिक आता है। इससे शरीर चिपचिपा हो जाता है, अतः इस मौसम में मालिश न करें।
3. मालिश के लिए श्रेष्ठ माध्यम जैतून का तेल माना गया है, परंतु अपेक्षाकृत महँगा होने के कारण (सरसों के तेल के मुकाबले) इसका प्रयोग कम लोग ही कर पाते हैं। इसलिए सरसों का तेल इसका बढ़िया, सस्ता और प्रभावी विकल्प है। वैसे दोनों ही तेलों के स्वकीय गुण हैं, परंतु छोटे बच्चों के शरीर की मालिश जैतून के तेल से करना ही श्रेयस्कर है। बड़ी उम्र के लोग सरसों के तेल से मालिश करें।
4. शरीर की मालिश करने से बढ़ा हुआ वजन कम होता है, रक्त-संचार सुधरता है, विभिन्न अंगों पर चढ़ा हुआ अधिक मांस कम होने लगता है, कब्ज का भयानक रोग ठीक हो जाता है और आँतों को बल मिलने से शौच भी ठीक आता है,

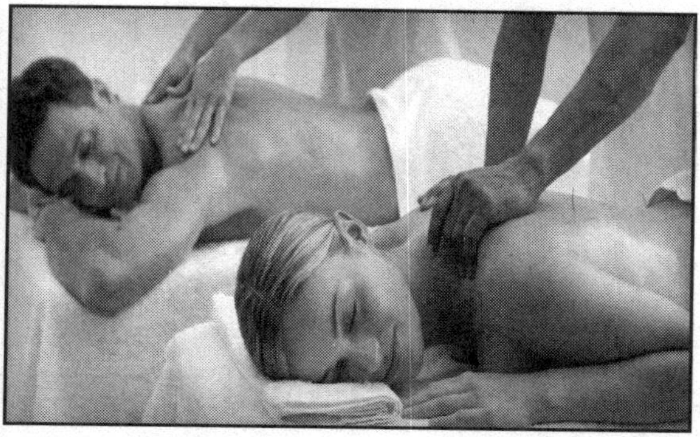

जिससे पाचन-क्रिया में सुधार होता है। शरीर का ढीलापन और थुलथुलापन कम होकर शरीर बलिष्ठ, सबल और सुडौल हो जाता है; जोड़ों में लचीलापन आ जाने से जोड़ों का दर्द कम होने लगता है, मुख पर कांति आ जाती है, दृष्टि में सुधार होता है, श्रवण-शक्ति बढ़ जाती है आदि।

5. मालिश सदैव नीचे से आरंभ करें और धीरे-धीरे ऊपर की ओर बढ़ें। ज्यादा जोर से मालिश न करें। पहले भली प्रकार तेल शरीर पर चुपड़ लें और तब हलके हाथों से मालिश करें; पर ज्यादा जोर न लगाएँ।
6. मालिश करने से पहले तेल को थोड़ा-सा गरम कर लें और उसमें थोड़ा-सा बारीक पिसा हुआ नमक मिला दें। ऐसा करने से तेल शरीर में जल्दी समाहित होता है और मांसपेशियों में गहराई तक पहुँच जाता है। लेकिन इतना ध्यान रखें कि तेल में नमक नीचे बैठ जाता है, अतः जो तेल ऊपर रह जाता है उसी से मालिश करें।
7. नमक-युक्त गरम तेल शरीर के रोमों से शरीर के अंदर शीघ्र समा जाता है, जिससे पसीना खूब आता है; शरीर का मैल निकलने से त्वचा आभामय, चमकीली और कोमल हो जाती है।
8. मालिश करने से पहले, बीच में या बाद में कोई भी ठंडा पेय कभी न लें।
9. मालिश हमेशा धूप में करें, क्योंकि धूप से विटामिन डी की भरपूर मात्रा मिलने से कई रोग शांत होते हैं।
10. मालिश के बाद एक घंटा धूप में बैठकर धूप-स्नान करें। इनसे शरीर में एकत्र विषाक्त तत्त्व पसीने के साथ बाहर निकल जाएँगे।
11. स्नान के लिए गरम पानी का प्रयोग करें। अच्छी किस्म का नहाने का साबुन प्रयोग में लाएँ और शरीर पर खूब अच्छी तरह मलें, ताकि तेल की चिकनाई साफ हो जाए। नहाने के बाद रेशेदार तौलिए से शरीर को खूब रगड़कर साफ करें।

□

10

छोटी-छोटी काम की बातें

- शरीर की शक्ति और सामर्थ्य के अनुसार ही श्रम करें। श्रम के अनुपात में ही यथेष्ट भोजन करें।
- उचित समय पर खाना, काम करना, श्रम करना और विश्राम करना स्वस्थ जीवन का मूल मंत्र है। जहाँ इन तीनों पक्षों का संतुलन बिगड़ता है, वहीं शरीर के रोगी होने की संभावना बढ़ जाती है।
- अपना काम स्वयं तो करें ही, घर के बाहर के कामों में भी योगदान दें और अपने मन व शरीर को व्यस्त रखें, परंतु समय का दुरुपयोग न करें।
- घर में खाली बैठने की बजाय सकारात्मक कार्यों में समय व्यतीत करें।
- टी.वी. के आगे घंटों बैठकर कार्यक्रम नहीं देखें। देर तक टी.वी. देखने से आँखें थकती हैं और कमजोर भी होती हैं, कमर में दर्द होने लगता है। रिमोट का प्रयोग न करें, बल्कि स्वयं बार-बार उठकर चैनल बदलें। यह कभी न भूलें कि टी.वी. में ऑफ बटन भी है।
- जहाँ तक संभव हो, बस स्टैंड, बाजार, दूध-सब्जी लेने, फल खरीदने या अन्य किसी काम के लिए पैदल ही जाएँ और साइकिल, स्कूटर, कार का प्रयोग लंबी दूरी के लिए या फिर आपातकाल में ही करें।
- रोजाना योगाभ्यास, कसरत करें। इससे आपके मन व तन स्वस्थ रहेंगे।
- सुबह लंबी सैर के लिए सूर्योदय से पहले जाएँ और इतनी तेज गति से चलें कि आपको पसीना आ जाए। इससे हृदय गति और रक्त-संचार में सुधार होगा, जोड़ों का दर्द कम होगा, श्वसन-क्रिया सुधरेगी, ऑक्सीजन रूपी ऊर्जा की पर्याप्त मात्रा से शरीर में नवशक्ति, नवचेतना, उल्लास और साहस का संचार होगा।

- भोजन में शर्करा, नमक, चिकनाई का प्रयोग कम करें। बासी व सड़ी-गली साग-सब्जियों और फलों का प्रयोग न करें। सदा गेहूँ-चना या बाजरा-जौ के आटे का प्रयोग करें। थैली बंद आटा मैदा जैसा होता है, जो आपके स्वास्थ्य को चौपट कर देता है।
- हरी साग-सब्जी, मौसमी फल, नारियल पानी, नींबू, सलाद, रसोई में प्रयुक्त होनेवाले हितकर मसाले, देशी घी, सरसों का तेल या कॉर्न ऑयल, सूरजमुखी का तेल, सोयाबीन, दूध, मक्खन, पनीर, दही, छाछ आदि का अपने शरीर की अवस्था और रोग-स्थिति के आधार पर प्रयोग करें।
- बीयर, शराब, ह्विस्की, शैंपेन, देशी शराब, अफीम, नशीली दवाएँ और ड्रग्स, मोटा और लाल मांस, अंडे आदि का प्रयोग न करें। दूसरों के जोर देने, सामाजिक प्रतिष्ठा एवं झूठी शान के लिए अपना स्वास्थ्य खराब न करें।
- सदैव घर में बने भोजन को ही वरीयता दें। बाजार में बिकनेवाले, पिज्जा, फास्ट फूड, चाट-पकौड़ी, तले हुए भोजन से परहेज करें।
- ठंडे पेय, चाय, कॉफी, आइसक्रीम में कैलोरी अधिक होने के कारण उन्हें सीमित मात्रा में और कभी-कभी ही प्रयोग करें। इनके स्थान पर फलों के रस का प्रयोग श्रेयस्कर है।

□

11

प्रातःकालीन सैर

सैर या भ्रमण का उत्तम समय सूर्योदय से पूर्व का है, जब वायु शुद्ध होती है, यातायात और वाहनों की भीड़ नहीं होती, वातावरण शांत और प्रदूषण-रहित होता है। इस समय मन में उत्साह और शरीर तरोताजा होता है। सड़कों पर धूल व गंदगी बिलकुल नहीं होती या अपेक्षाकृत बहुत कम होती है।

सैर पर जाने से पहले नीचे लिखी क्रियाएँ अवश्य पूरी कर लें—

1. सूर्योदय से कम-से-कम दो घंटा पहले बिस्तर त्याग दें।
2. इसके बाद कुल्ली करके सामर्थ्य और रुचि के अनुसार एक-दो गिलास या अधिक पानी पी लें।
3. पानी पीने के 15-20 मिनट बाद शौच जाएँ।
4. शौच से आने के बाद दाँत साफ करें और आँखों पर ठंडे व ताजा पानी से छींटें मारें।
5. इसके बाद मौसम के अनुसार कपड़े और जूते पहनें, जिससे चलने में आसानी हो। कपड़े भी तंग या बहुत ढीले न पहनें, क्योंकि ऐसा करने से साँस लेने में कठिनाई होगी और तंग या ढीले जूतों से आसानी से चला भी न जाएगा। बेहतर तो यही होगा कि स्पोर्ट्स शूज पहनें।
6. सैर पहले धीमी गति से प्रारंभ करें, बाद में धीरे-धीरे लंबे कदमों से गति बढ़ाएँ। यदि शुरू में ही तेज चलेंगे तो लंबी दूरी तक नहीं जा पाएँगे और शरीर भी जल्दी थक जाएगा। यदि मार्ग में खुला और हरा-भरा स्थान अथवा पार्क हो तो वहाँ चहलकदमी करें, लंबी साँस लें और श्वास बाहर निकालें। साँस लेने और छोड़ने की गति में अंतर समान रखें, ताकि साँस फूलने न पाए। सैर से लौटकर आते ही स्नान करना शुरू न कर दें, अपितु अपने शरीर से अच्छी तरह पसीना पोंछें और कुछ देर विश्राम करें। इसके बाद कुनकुने या गरम पानी में

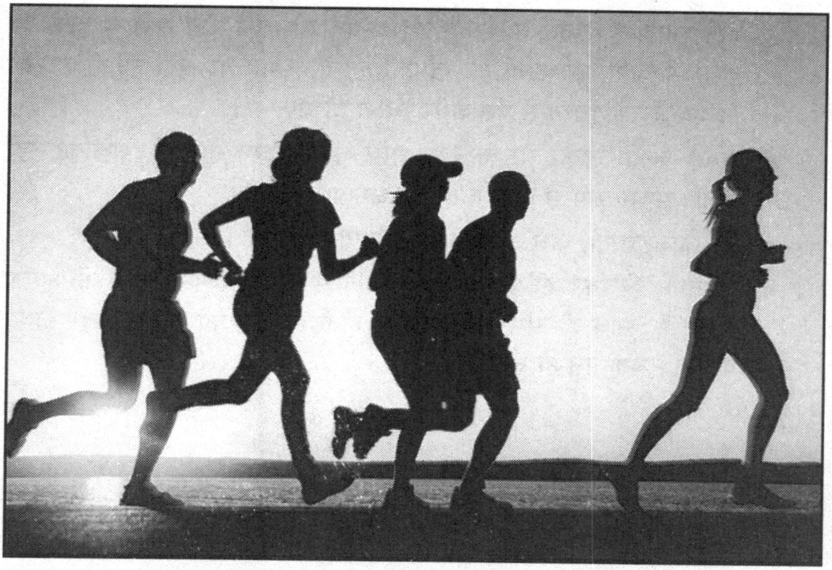

एक नींबू का रस निचोड़कर, थोड़ा सा काला नमक और चीनी (मधुमेह के रोगी चीनी का प्रयोग करने की बजाय शुगर फ्री की 1-2 गोली डाल लें) या एक चम्मच शहद मिलाकर पी लें (मोटापे से ग्रस्त लोग चीनी का प्रयोग न करें, भले ही शहद मिला लें)। इससे पेशाब खुलकर आता है और विषाक्त तत्त्व भी शरीर से बाहर निकल जाते हैं।

उपर्युक्त क्रियाएँ करने के बाद ताजा पानी या मौसम के अनुसार पानी से स्नान करें। इसके बाद अपना दैनिक कार्य प्रारंभ करें। सैर अपने आप में एक सुखद और लाभदायक व्यायाम है। इसलिए यह आपकी दैनिक क्रिया का अभिन्न अंग बन जाना चाहिए। बीमारी में या मौसम खराब होने पर सैर करने घर से बाहर न जाएँ, अपितु घर के अंदर ही हलके-फुलके व्यायाम करें।

रात का भोजन जल्दी करने की आदत डालें या सोने के निर्धारित समय से ढाई-तीन घंटे पहले भोजन कर लें। भोजन करने के बाद लेटना या सोना स्वास्थ्य और पाचन-क्रिया के लिए हानिकारक है। इससे भोजन पचने में ज्यादा समय लगता है। रात को भोजन करने के बाद थोड़ी दूर तक लगभग तीन-चार मिनट तक टहलें। याद रहे, सुबह की सैर तेज गति से और रात की सैर धीमी गति से होनी चाहिए।

सैर करने के लाभ

- मोटे लोगों को सैर करने से विशेष लाभ होता है। उनका वजन धीरे-धीरे कम

होने लगता है। हृदय व फेफड़े स्वस्थ एवं साँस की गति सामान्य होती है। शरीर में अतिरिक्त ऊर्जा की खपत होती है, समय पर भूख लगती है और पाचन-क्रिया सुधरने से पूरा शरीर स्वस्थ हो जाता है।

- सुबह जल्दी उठकर सैर करने से शरीर चुस्त-दुरुस्त रहता है। थकावट नहीं होती। सुचारु रूप से काम करने की क्षमता बढ़ती है।
- पैर, बाजू, छाती, कंधे आदि का पूरा व्यायाम होता है।
- मस्तिष्क को रक्त की पर्याप्त आपूर्ति होने से सोचने व मनन करने की क्षमता बढ़ती है, साथ ही स्मरण-शक्ति तेज होती है। मन की चंचलता दूर होकर व्यक्ति स्थित-प्रज्ञ हो जाता है।

□

12

वजन घटाने के लिए व्रत-उपवास का प्रयोग

हिंदू समाज में व्रत-उपवास को धर्म से जोड़ा गया है, जो एक सार्थक व्यवस्था है। हम जन्म से ही धर्म के नियम-पालन के अभ्यस्त होते हैं। इसीलिए धर्म और उससे जुड़ी प्रत्येक मान्यता हमारे रक्त में रची-बसी है। जब व्रत एवं उपवास को धर्म का एक अभिन्न अंग मानकर रखा जाता है तो उसकी महत्ता और उपादेयता कई गुना बढ़ जाती है।

व्रत दो प्रकार से रखा जा सकता है—एक आंशिक रूप से, दूसरा संपूर्ण रूप से। पहली अवस्था में कुछ या एक खाद्य पदार्थ का त्याग किया जाता है अथवा फिर एक समय का भोजन त्याग दिया जाता है और दूसरी अवस्था में सुबह से शाम तक बिना अन्न-जल के रहकर उपवास किया जाता है।

मोटापे की अवस्था में उपवास रखने का अपना ही महत्त्व है। सबसे पहले आहार विशेषज्ञ से परामर्श करके उन खाद्य वस्तुओं के बारे में जानकारी लें, जिनका सेवन मोटापे में वर्जित है। ऐसे पदार्थों को अपने भोजन में से सदा के लिए त्यागना ही श्रेयस्कर है। मोटापे में भूख प्रायः बहुत लगती है, इसलिए स्थूलकाय व्यक्ति अधिक मात्रा में और बार-बार खाते रहते हैं, जिससे उनकी पाचन-क्रिया बिगड़ जाती है और पाचन संबंधी रोग उन्हें घेर लेते हैं। इस स्थिति से बचने के लिए व्रत रखा जाता है, ताकि गलत और ज्यादा खाने का सही इलाज किया जा सके।

उपवास के लिए साधारण नियम

1. व्रत या उपवास का अर्थ शरीर को आराम देना तथा विषाक्त, विजातीय और हानिकर तत्त्वों को शरीर से बाहर निकालना है, न कि जीभ के स्वाद के वशीभूत होकर पेट को ठूस-ठूसकर भरना।

2. केवल वे ही फल, साग-सब्जियाँ और अनाज उपयोग में लाएँ, जो किसी मौसम विशेष में ही पैदा होते हैं, न कि बे-मौसमी खाद्य पदार्थ, जो कोल्ड स्टोरेज में रखे रहते हैं और पोषक तत्त्वों व ताजगी से रहित होते हैं।
3. उपवासवाले दिन प्रतिदिन खाए जानेवाले एक खाद्य पदार्थ का त्याग करें, जैसे—नमक, मीठा, खटाई, कोई फल या सब्जी। प्रयत्न करें कि खाने की वही वस्तु छोड़ें, जो आपको सबसे प्रिय हों और जिनके बिना आप रह न सकते हों।
4. भोजन तभी करें जब मन शांत व तनाव-रहित हो, शरीर नीरोग हो। कभी जल्दबाजी में भोजन न करें, बल्कि शांतचित्त होकर ही भोजन करें।
5. रोग की अवस्था में कभी भी उपवास न रखें। इससे लाभ की जगह हानि ही होगी।
6. यात्रा के दौरान उपवास न करें, क्योंकि संभव है, आपको किसी कारण अधिक देर भूखा रहना पड़ जाए और शरीर में शर्करा की मात्रा कम हो जाए।
7. भोजन को भली प्रकार धीरे-धीरे चबाकर ही खाएँ, उसे कभी निगलें नहीं। धीरे-धीरे चबाकर खाने से भोजन बारीक हो जाता है और उसमें लार का समावेश भी बराबर होता रहता है। इससे आपके पाचन-तंत्र पर बोझ भी नहीं पड़ेगा और भोजन शीघ्र हजम हो जाने से पेट में वायु, वायुगोला, खट्टी व कड़वी और कसैली डकार, दर्द आदि की शिकायत भी नहीं होगी।
8. भोजन करने के बाद न लेटें, न ही सोएँ, अपितु 15-20 मिनट तक टहलें। संभव हो तो सोने से पहले एक गिलास कुनकुना दूध पी लें।
9. क्रोध, उत्तेजना, आवेश, मानसिक तनाव, रोग आदि की अवस्था में उपवास न रखें।

□

13

कैलोरी पर आधारित भोजन

प्रत्येक व्यक्ति को रोजना कितनी कैलोरी का भोजन लेना पर्याप्त होगा, इसका निर्णय आहार विशेषज्ञ या डॉक्टर की सलाह से करना ही उचित होगा। यदि किसी भोज्य पदार्थ से मन ऊब जाए तो प्रत्येक ऐसे पदार्थ के पर्याय भी हैं, जिन्हें आसानी से स्थानापन्न किया जा सकता है। लेकिन इस विषय में भी आहार विशेषज्ञ या डॉक्टर से

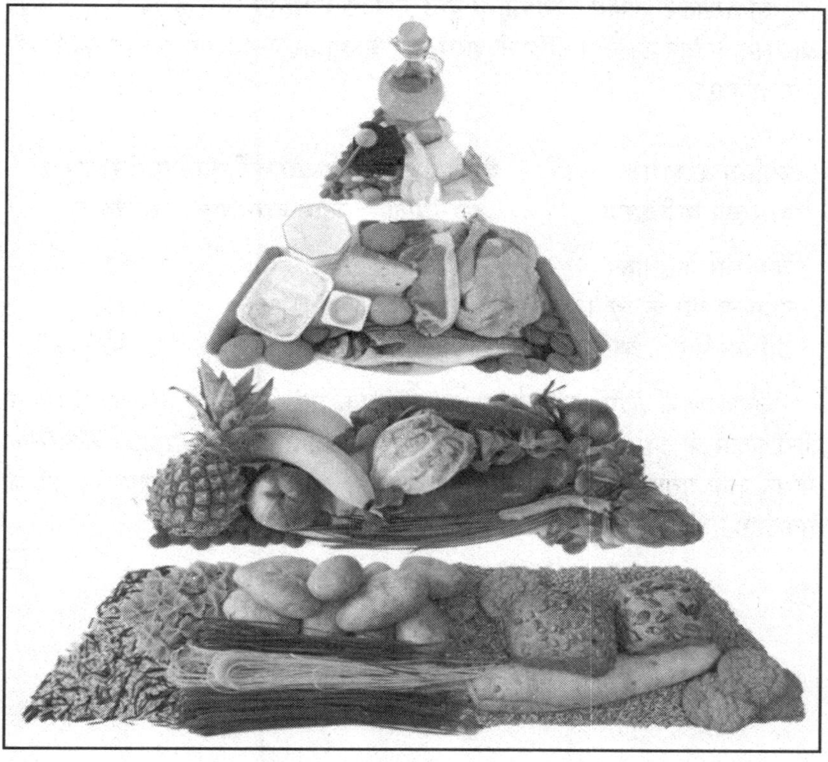

निर्देश प्राप्त करें; परंतु अपने आप कोई एकपक्षीय निर्णय कभी न लें।

विशेषज्ञों ने कार्य और आयु के आधार पर प्रत्येक व्यक्ति के लिए चौबीस घंटे में ली जानेवाली कैलोरी-शक्ति के विषय में नीचे लिखी अनुशंसाएँ की हैं—

आयु	आवश्यक कैलोरी
10 वर्ष से छोटे बच्चों के लिए	1,000 — 1,200
विकासशील बच्चों के लिए (18 वर्ष तक)	1,400 — 1,600
विकसित युवकों के लिए (18 वर्ष के बाद)	1,800 — 2,000
कारखानों में काम करनेवाले श्रमिकों के लिए (आयु वर्ग 30-40 वर्ष)	1,600 — 1,800
सेवानिवृत्त व्यक्ति के लिए (60 वर्ष से ऊपर)	1,400 — 1,500
मजदूर (जो खेतों/सड़कों पर काम करते हैं)	2,000 — 2,500
एथलीट, टेनिस खिलाड़ी, लकड़ी काटनेवाले	3,000 — 3,500

साधारणतया आहार विशेषज्ञों ने कुछ मानदंड निर्धारित किए हैं कि कितने वजन और श्रम के अनुपात में प्रति किलो शरीर भार के आधार पर कितनी कैलोरी का आहार लेना चाहिए।

व्यक्ति के शरीर भार का वर्गीकरण	बैठकर काम करनेवाले	मध्यम दर्जे का काम करनेवाले	कठोर श्रम करनेवाले
कम भार के व्यक्ति	35	40	45
सामान्य भार के व्यक्ति	30	35	40
अधिक भार के व्यक्ति	20	25	30

उदाहरण के लिए—एक व्यक्ति का शारीरिक भार 50 कि.ग्रा. है। यदि उसी को तीनों प्रकार के श्रम करने पड़ें तो उसे क्रमशः 1,750, 2,000 और 2,250 कैलोरी का भोजन लेना पर्याप्त होगा। इसी प्रकार अन्य वर्गों की कैलोरी की गणना भी की जा सकती है।

□

14

मजबूत रहें, आकर्षक नजर आएँ

हड्डियों की कमजोरी से बचाव करने का एक सबसे आसान और प्रभावशाली तरीका यही है कि रोज पैदल चलने का अभ्यास किया जाए। पैदल चलने से जो व्यायाम होता है, उसकी वजह से हड्डियाँ मजबूत बनी रहती हैं और हड्डियों से कैल्शियम नष्ट होने से बचा रह जाता है। जिन हड्डियों को पैदल चलते समय होने वाली कसरत का लाभ नहीं पहुँचता, वे कमजोर हो जाती हैं और कैल्शियम का क्षरण रक्त-प्रवाह के अंदर होने लगता है। अगर आप रोज पैदल चलते हैं तो इस तरह आपकी हड्डियाँ मजबूत बनी रहती हैं और हड्डियों के अंदर मौजूद कैल्शियम की सुरक्षा भी सुनिश्चित होती है।

अगर आप नियमित रूप से कसरत नहीं करते तो आप 50 वर्ष की उम्र के बाद 'ओस्टेपोरोसिस' नामक रोग से ग्रस्त हो सकते हैं। महिलाओं को यह रोग ज्यादा परेशान

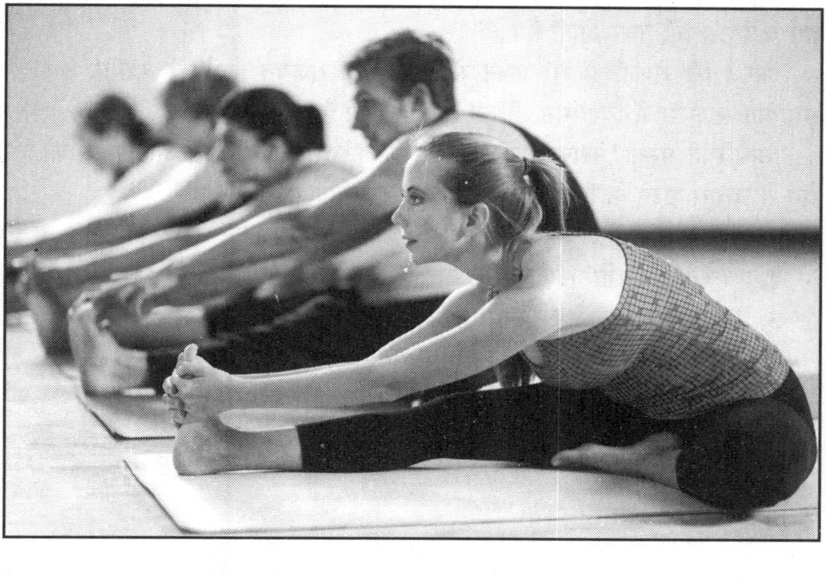

करता है। इस रोग के कारण हड्डियाँ टूटने का खतरा पैदा होता है। खासतौर पर रीढ़ और कमर की हड्डियाँ प्रभावित हो सकती हैं। ऐसा होने पर आप झुककर चलने लगते हैं और आपकी उम्र ज्यादा दिखाई देने लगती है, क्योंकि कैल्शियम के क्षरण के कारण रीढ़ भी प्रभावित होने लगती है।

चलते समय तनकर चलें, कंधे को सीधा रखें, पीठ भी सीधी रखें और दृढ़ता के साथ एक-एक कदम आगे बढ़ाएँ। जब आप चल नहीं रहे हों, तब भी तन कर खड़े होने की कोशिश करें। इस तरह आपकी पीठ की हड्डियों पर अनवरत दबाव पड़ेगा और आपकी हड्डियाँ मजबूत बनी रहेंगी।

'ओस्टोपोरोसिस' एक घातक रोग है, जिससे अमेरिका जैसे देश में 2 करोड़ से ज्यादा लोग पीड़ित हैं। पीड़ितों में 50 वर्ष से अधिक उम्र की महिलाओं की संख्या ज्यादा है। इस रोग के कारण शरीर के भीतर हड्डियों के आकार में परिवर्तन आता है और इस तरह हड्डियों का घनत्व घट जाता है। हड्डियों की संरचना से खनिज कैल्शियम कम हो जाने के कारण हड्डियाँ खोखली हो जाती हैं। महिलाएँ रजोनिवृत्ति के बाद अकसर इस रोग से पीड़ित हो जाती हैं।

हाल ही में 'जर्नल ऑफ ऑर्थोपेडिक रिसर्च' में प्रकाशित एक अध्ययन रिपोर्ट में बताया गया है कि जो महिलाएँ रजोनिवृत्ति के बाद या 50 साल की उम्र के बाद भी शारीरिक रूप से मेहनत करती हैं, उनकी हड्डियाँ मजबूत बनी रहती हैं। 50 से 75 वर्ष की आयु वर्ग की निष्क्रिय महिलाओं की तुलना में सक्रिय महिलाओं की रीढ़ और भुजा की हड्डियों का घनत्व ज्यादा होता है और वे निष्क्रिय महिलाओं की तुलना में 10-15 वर्ष कम उम्र की नजर आती हैं।

सूरज की रोशनी में सैर करने से भी हड्डियाँ मजबूत होती हैं, क्योंकि धूप की सहायता से शरीर में विटामिन डी का निर्माण होता है।

अमेरिकी संस्था 'नेशनल ओस्टेपोरोसिस फाउंडेशन' के स्त्रियों और पुरुषों को इस रोग से बचाव करने के लिए निम्नलिखित सुझाव दिए गए हैं—

1. भोजन में कैल्शियम और विटामिन डी को शामिल करें।
2. वजन घटाने के लिए कसरत करें और पैदल चलें।
3. धूम्रपान न करें, न ही मदिरापान करें।
4. डॉक्टर की सहायता से हड्डियों के घनत्व का परीक्षण करवाएँ।

□

15

वजन घटाएँ, दीर्घजीवी बनें

शारीरिक निष्क्रियता की वजह से ही मोटापा, मधुमेह, अवसाद, दिल की बीमारी, गठिया का रोग और अकाल मृत्यु जैसी स्थितियाँ पैदा होती हैं। दूसरी तरफ, पैदल चलते रहने से मस्तिष्क और शरीर की कोशिकाओं में प्राणवायु का संचार होता है और रक्त-प्रवाह में सुधार होता है। ऑक्सीजन की पर्याप्त मात्रा शरीर के अंदर पहुँचने से व्यक्ति की ऊर्जा और मानसिक तत्परता में वृद्धि होती है। पैदल चलने से तनाव और अवसाद भी कम होते हैं। इस तरह मानसिक रूप से ताजगी को महसूस किया जा सकता है। पैदल चलने से रक्तचाप का संतुलन बना रहता है और इस तरह दिल की बीमारी से आपका बचाव होता है, क्योंकि इस तरह नुकसानदेह कोलेस्ट्रॉल और शर्करा की मात्रा में कमी आती है।

पैदल चलने से कैलोरी घटती है। इस तरह मोटापे और मधुमेह से बचाव व नियंत्रण में सहायता मिलती है। पैदल चलने से मांसपेशियाँ और हड्डियों की कोशिकाएँ मजबूत होती हैं। इस तरह हड्डी संबंधी रोगों से व्यक्ति का बचाव होता है। पैदल चलने से फेफड़े से संबंधित रोगों से बचाव होता है और फेफड़े की क्षमता बनी रहती है।

पैदल चलने से शरीर के भीतर 'इंटरफेरोंस' नामक रसायन का स्राव होता है, जो व्यक्ति की रोग प्रतिरोधात्मक क्षमता का विकास करने में सहायक सिद्ध होता है। इसी रसायन के चलते व्यक्ति जुकाम से लेकर कैंसर जैसे रोगों से सुरक्षित बना रह सकता है। असल में, जब आप पैदल चलने की आदत विकसित कर लेते हैं तो सभी रोगों से अपना बचाव कर पाने में सक्षम हो जाते हैं। सबसे बड़ी बात तो यह है कि पैदल चलने के अभ्यास के जरिए, अकाल मृत्यु से बचा जा सकता है और लंबा जीवन गुजारा जा सकता है। विशेषज्ञ मानते हैं कि पैदल चलने के नियमित अभ्यास में व्यक्ति आनुवंशिक रूप में पूर्व निर्धारित मृत्यु के समय से भी अधिक दिनों तक जिंदा रह सकता है। कई अध्ययनों से इस बात की पुष्टि हो चुकी है कि दूसरे व्यक्तियों की तुलना में पैदल चलने

की आदत डालनेवाले 10 से 15 वर्ष तक अधिक जीते हैं।

दुनिया के सभी देशों में पैदल चलनेवाले लोगों की गिनती दीर्घजीवी व्यक्तियों के रूप में होती रही है। अफ्रीका के मसाई आदिवासी हों या साइबेरिया की रूसी जनजाति, पेरू के पर्वतारोही हों या न्यू गीनिया के आदिवासी, लंदन के ट्रेन कर्मचारी हों या अमेरिका के डाकिए—इन सब में एक विशेषता नजर आती है कि वे सभी पैदल चलते हैं। यही वजह है कि वे अपने-अपने नगर या देश के दूसरे लोगों की तुलना में अधिक दिनों तक जीवित रहते हैं।

हार्वर्ड मेडिकल स्कूल के क्लीनिकल मेडीसिन विभाग के प्रोफेसर डॉ. अलेक्जेंडर चीफ ने दुनिया के अलग-अलग हिस्सों की जनसंख्या का अध्ययन किया और इस नतीजे पर पहुँचे कि निष्क्रिय आबादी की तुलना में सक्रिय आबादी दीर्घजीवी होती है। उनका कहना है, ''यह स्पष्ट है कि जीवन भर पैदल चलने का अभ्यास कर सेहतमंद बना रहा जा सकता है। इस अभ्यास की शुरुआत किसी भी उम्र में की जा सकती है और इससे लाभान्वित हुआ जा सकता है।''

अधिकतर मामलों में ज्यादा खाने और कम व्यायाम करने से मोटापा बढ़ता है। जीवन बीमा से संबंधित अध्ययनों का मानना है कि शरीर का वजन ज्यादा होने पर दिल की बीमारी होने का खतरा ज्यादा बना रहता है और मोटे व्यक्तियों की मृत्यु दर भी ज्यादा होती है। उसी अध्ययन में यह भी बताया गया है कि वजन घटाने से व्यक्ति अधिक दिनों तक जीवित रह सकता है।

अमेरिकन मेडिकल एसोसिएशन की पत्रिका के सितंबर 2004 के अंक में एक अध्ययन, रिपोर्ट प्रकाशित की गई, जिसमें बताया गया कि जब वृद्ध व्यक्ति नियमित रूप से पैदल चलते हैं तो उनकी मानसिक क्षमता मजबूत बनी रहती है और स्मृति-लोप जैसी बीमारियाँ होने का खतरा कम हो जाता है।

□

16

कैसे करें मोटापे की पहचान?

अधिक खाने से अधिक रोग उत्पन्न होते हैं। सबसे पहले हम यह जानने का प्रयत्न करते हैं कि मोटापे की पहचान क्या है? निश्चित रूप से मोटापा एक अभिशाप है। यह व्यक्ति को अपनी ही नजरों में गिरा देता है, दूसरों के उपहास का पात्र बना देता है, व्यक्ति को समाज से विरक्त कर देता है आदि।

मोटापे से ग्रस्त लोगों को प्रायः निम्नलिखित स्थितियों का सामना करना पड़ता है—

- गरदन का मांस लटक जाता है।
- बाँहें, गरदन और हाथ भारी हो जाते हैं।
- कमर का घेरा बढ़ने से पेट निकल आता है, जो देखने में भद्दा लगता है।
- कमीज गले, कंधे, बाजू, छाती, कमर और पेट से तंग हो जाती है।
- पेट पर पैंट का घेरा बढ़ जाता है और बँधी हुई बेल्ट भी नहीं दिखाई देती,

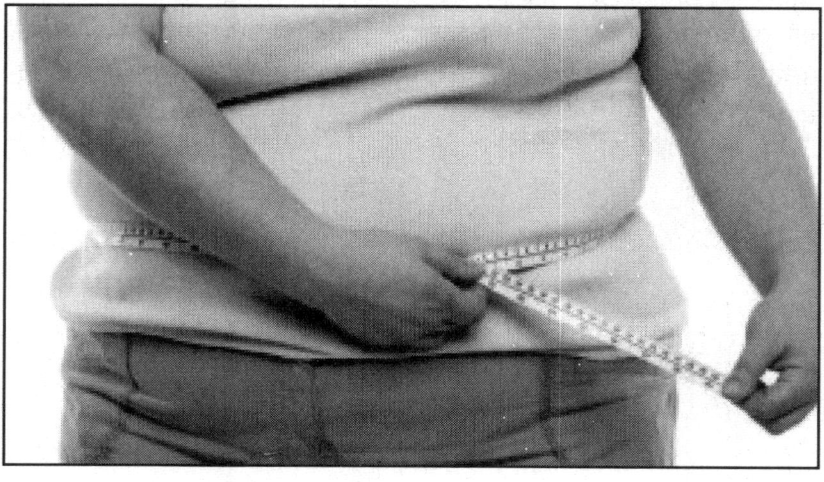

क्योंकि पेट का बढ़ा मांस उसे छिपा देता है।

- जाँघों और पिंडलियों का घेरा बढ़ जाने से पैंट या पाजामा तंग होकर या फँसकर आता है।
- पाँवों पर अतिरिक्त मांस चढ़ने से जुराब या जूता फिट नहीं आता।
- सामान्य गति से चलने पर भी साँस फूलने लगती है और थोड़ी दूर चलने पर ही शरीर थक जाता है तथा स्थिति कष्टदायी हो जाती है।
- भोजन के बाद कड़वी, खट्टी, कसैली, अम्लीय डकारें आती हैं; पेट में वायु रुक जाती है और इधर-उधर घूमती है या एक ही जगह फँस जाती है या फिर पेट में दर्द होने लगता है।
- दस्त या कब्ज की शिकायत प्रायः बनी रहती है।
- जोड़ों में दर्द, कड़कड़ाहट की आवाज, सूजन चढ़ जाती है।
- नाड़ियाँ सुन्न होने से शरीर निष्प्राण-सा हो जाता है।
- थोड़े से श्रम से शरीर थक जाता है और पसीना छूटने लगता है।
- कूल्हे भारी हो जाते हैं। जैसे पेट बाहर की ओर बढ़कर ढलकने लगता है वैसे ही कूल्हे पीछे की ओर से बढ़ जाते हैं।

आप मोटे हैं या नहीं, यह निश्चित करने की एक साधारण विधि है। वसा ऊपर की चमड़ी के नीचे एकत्रित होती है। आप ऊपर की चमड़ी अँगूठे और उँगलियों के बीच में पकड़ें तथा ऊपर उठाएँ। यदि आप मोटे नहीं हैं तो उठा हुआ मांस एक इंच के चौथाई भाग से कम ऊँचा ही उठेगा। यदि मांस आधा इंच उठता है तो इसका मतलब है मोटापे की प्रक्रिया शुरू हो गई है और चमड़ी के नीचे वसा प्रारंभिक दशा में जमा होनी शुरू हो गई है। यदि मांस पौन इंच या इससे ऊपर उठता है तो आप निश्चित रूप से मोटापे की चपेट में आ गए हैं। यह स्थिति एक प्रकार से प्रकृति की चेतावनी है, जिससे आपको सचेत हो जाना चाहिए और मोटापा कम करने के प्रभावी उपाय अपनाने शुरू कर देने चाहिए।

□

17

क्या कार्बोज, प्रोटीन और वसा का प्रयोग त्याज्य है?

यह बात बिलकुल गलत और निराधार है। वैसे स्टार्च-युक्त आहार को ही कार्बोहाइड्रेट्स कहा गया है और शरीर की दो-तिहाई ऊर्जा की कमी इसी से पूरी की जाती है। यह शक्ति का सबसे उत्तम और सस्ता साधन है, जो हमें मुख्य रूप से अनाजों से ही प्राप्त होता है। जिन लोगों को कार्बोज की महत्ता और उपयोगिता का ज्ञान नहीं, वे ही इसे कम करने या आहार से पूरी तरह नदारद करने की बात करते हैं। यदि हम ऐसा करते हैं तो शरीर को केवल प्रोटीन, वसा, विटामिन व खनिज उत्पादों पर निर्भर होना पड़ेगा और ये सभी तत्त्व मिलकर भी शरीर के लिए समुचित ऊर्जा नहीं जुटा पाएँगे, जितना कि केवल कार्बोज ही कर पाते हैं। कार्बोज का परिवर्तन शर्करा, ग्लूकोज आदि में हो जाता है, जिसे

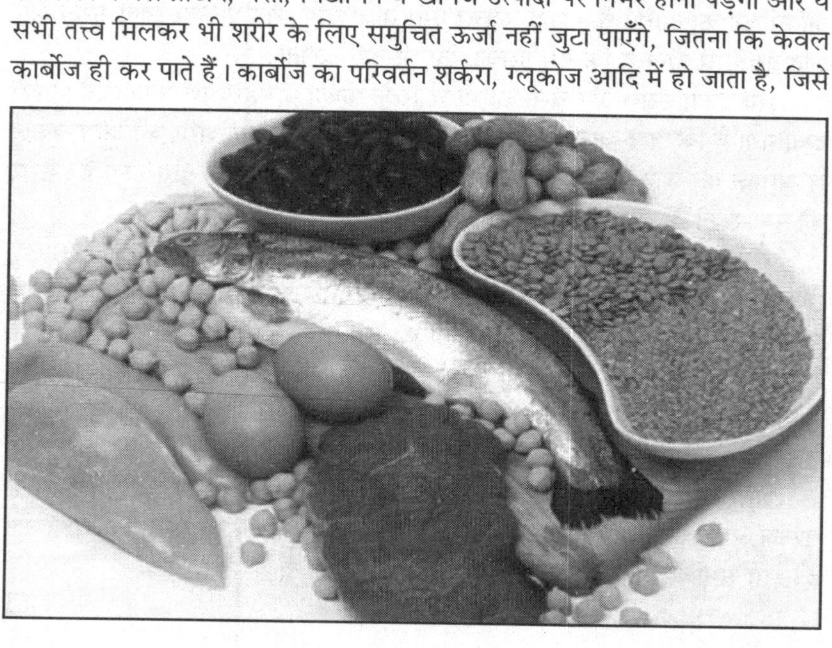

हमारा यकृत सँजोकर रखता है और जब हमें इसकी आवश्यकता होती है, यह इसे खून में प्रवाहित कर देता है। अतः जिनका वजन अधिक है उन्हें अपने पाचन और स्वास्थ्य की स्थिति को ध्यान में रखते हुए कार्बोज का थोड़ी मात्रा में प्रयोग करते रहना चाहिए, ताकि पाचन-क्रिया को इससे उत्पन्न ऊर्जा निर्मित करने में अधिक श्रम न करना पड़े। परंतु इस बात का ध्यान अवश्य रखना चाहिए कि पूरे दिन में ली गई कार्बोज की मात्रा उतनी अवश्य हो जाए जितनी कि हमें पूरे चौबीस घंटे में आवश्यकता है।

प्रोटीन का मुख्य स्रोत दालें, दूध, पनीर, दही, मट्ठा, लस्सी, मछली, अंडा, मांस, सोयाबीन, सूखे मेवे आदि हैं और इन स्रोतों से हमें एक-तिहाई ऊर्जा प्राप्त होती है। वैसे अनाजों से भी प्रोटीन प्राप्त होती है, परंतु अधिक मात्रा में नहीं। यदि मांस आदि का सेवन बिना कार्बोज के लिए किया जाता है तो यकृत इसे पहले अमीनो अम्ल, फिर ग्लूकोज एवं वसीय अम्ल में बदल देता है और एमीनो ग्रुप से यूरिया में परिवर्तन होने लगता है, जिससे इनका प्रयोग मांसपेशियों के उपयोग में नहीं आता।

सभी अमीनो अम्ल के साथ ग्लूकोज का संपर्क जरूरी है, ताकि इन्हें मांसपेशियों को बलिष्ठ करने के योग्य व उपयोगी बनाया जा सके। जब हम किसी प्रकार का श्रम करते हैं तो मांसपेशियों को अधिक काम करना पड़ता है और वे थकावट महसूस करती हैं। इस कमी को पूरा करने के लिए यकृत द्वारा अतिरिक्त ऊर्जा रक्त में प्रवाहित की जाती है। ग्लूकोज को रक्त द्वारा पुट्ठों तक पहुँचाने में ऑक्सीजन मदद करती है। ऑक्सीजन का आधार है—शुद्ध, स्वच्छ और ताजा वायु। यह प्रक्रिया इतनी सरल और शांत तरीके से होती है कि हमें इसका पता भी नहीं चलता।

इसी प्रकार स्टार्च और वसा का भी शरीर के पोषण में महत्त्वपूर्ण योगदान है। प्रायः देखा गया है कि जाने-अनजाने हम शर्करा और स्टार्च का प्रयोग शरीर की आवश्यकता से अधिक कर जाते हैं। शर्करा और स्टार्च का विघटन एंजाइम के द्वारा होता है। शरीर को पुष्ट रखने के लिए दोनों की स्वकीय महत्ता और उपादेयता है।

वसा हमारी हड्डियों और जोड़ों के समुचित संचालन के लिए आवश्यक है। इसलिए रोजाना की मात्रा में शरीर में न जमनेवाली वसा की भूमिका को नकारा नहीं जा सकता। परंतु इसके लिए जमनेवाले वसा के स्रोतों का सहारा लेना स्वास्थ्य के लिए अहितकर है। स्टार्च भी ग्लूकोज में परिवर्तित होकर शरीर की शक्ति की पूर्ति करता है। वैसे वसा से प्राप्त ऊर्जा अन्य स्रोतों से प्राप्त ऊर्जा से सवा दो गुना अधिक होती है, इसलिए भोजन में इसकी मात्रा को कम-से-कम रखने की बात कही गई है।

शरीर के समुचित पोषण और विकास के लिए कार्बोज, प्रोटीन, वसा, विटामिन, खनिज आदि का उचित परिमात्रा में भोजन में विद्यमान होना एक आधारभूत आवश्यकता है। इसी समुचित संतुलन को संतुलित आहार की संज्ञा दी गई है।

□

18

एयरोबिक्स के कुछ व्यायाम

एयरोबिक्स के कुछ व्यायामों की जानकारी नीचे दी जा रही है, जिन्हें आजमाकर वजन घटाया जा सकता है—

साइकिलिंग

दो प्रकार से की जाती है—स्थिर साइकिलिंग और चलायमान। पहली प्रकार की घर के अंदर और दूसरी घर से बाहर मैदान या सड़क पर की जाती है। दोनों के लाभ समान ही हैं। इससे कूल्हों, टाँगों एवं पिंडलियों का व्यायाम होता है। इन अंगों से अतिरिक्त मांस छँट जाता है। ये अंग सुडौल और बलशाली बनते हैं, हृदय की गति बढ़ती है, रक्त-संचार सुधरता है, रक्तचाप सामान्य होता है, अतिरिक्त कैलोरी का व्यय होने से मधुमेह में शर्करा कम होती है। साथ ही कंधों, बाजुओं और हाथों का व्यायाम भी परोक्ष रूप से हो जाता है; परंतु कमर और पेट का मोटापा इससे कम नहीं होता।

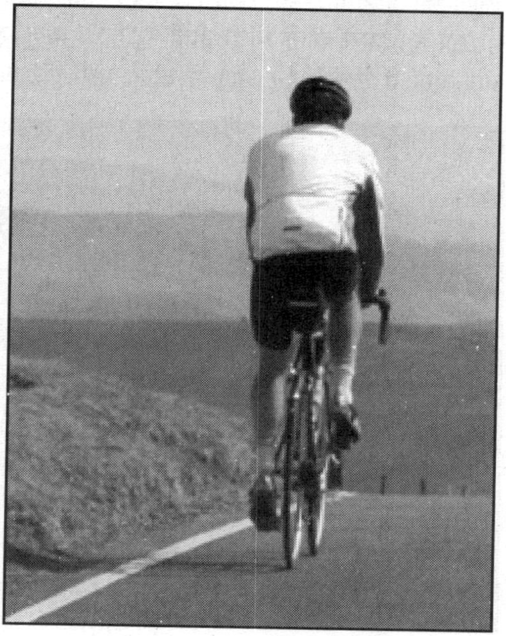

साइकिल चलाने से पहले 2-3 गिलास पानी अवश्य पी लें, ताकि इस व्यायाम से पसीने द्वारा जो पानी खर्च होता है उसकी

भरपाई हो सके। साइकिल चलाने के दौरान (बीच में) पानी पिया जा सकता है, परंतु साइकिल चलाना बंद करने के बाद कोई भी ठंडा पेय न पिएँ।

जब साइकिल चलाना शुरू करें तो पहले धीरे-धीरे चलाएँ, फिर गति क्रमशः बढ़ाते जाएँ; परंतु अपनी साँस की गति पर ध्यान रखें। आपकी साँस की गति सामान्य नाड़ी की गति से 50 प्रतिशत से अधिक न बढ़ने पाए। व्यायाम समाप्त करने से थोड़ी देर पहले कुछ समय तक साइकिल चलाने की गति धीरे-धीरे कम कर दें। इसके बाद कुछ देर आराम से बैठें और साँस की गति सामान्य होने दें।

तैराकी

तालाब, स्वीमिंग पूल, नहर, नदी या समुद्र में तैरा जा सकता है। जो तैरने में दक्ष नहीं हैं वे पानी में तैरने का दु:साहस कभी न करें। जो तैराकी में दक्ष हैं, केवल वे लोग ही तैरने का व्यायाम करें। तैराकी अपने आप में एक संपूर्ण व्यायाम है, जिससे पूरे शरीर के अंगों का व्यायाम हो जाता है। हृदय रोगी, उच्च रक्तचाप से ग्रस्त तथा कंधों व पाँवों आदि जोड़ों के रोगी, श्वास रोगी, क्षय रोगी, मिरगी आदि के रोगी तैराकी से बचें या किसी संबद्ध विशेषज्ञ से मार्गदर्शन लेने के बाद ही अभ्यास करें। इसके नियमित अभ्यास से शरीर से मोटापा कम होने लगता है, अंग सुडौल, सुव्यवस्थित व बलिष्ठ होते हैं। श्वास की प्रक्रिया, रक्त-संचालन, हृदय गति आदि सामान्य होने से संपूर्ण स्वास्थ्य सुधरता है। इससे छाती चौड़ी होती है; कंधे, बाजू, हाथ, टाँगें व पाँव बलिष्ठ होते हैं और अंगों में लचीलापन आने से ढीला मांस छँट जाता है। पाचन-क्रिया सुधरती है,

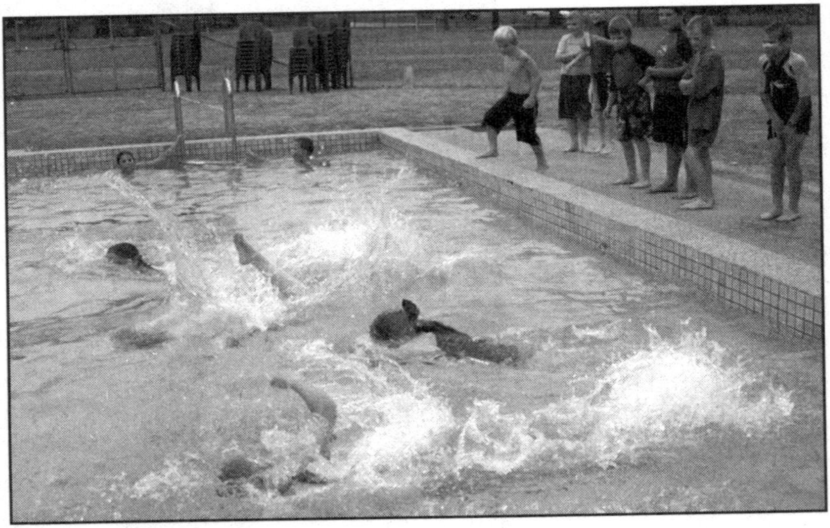

मल-मूत्र की प्रक्रिया सामान्य होती है।

पानी में जाने से पहले कानों में 'ईयर प्लग' जरूर लगाएँ। तैराकी वाले कपड़े पहनकर ही पानी में उतरें। तैरना समाप्त करने के बाद कपड़े बदलकर कुछ देर के लिए विश्राम करें। प्यास लगी हो तो कोई पेय ले सकते हैं। जिन लोगों को तैरने का पूरा अभ्यास नहीं अथवा जो सिद्धहस्त नहीं, उन्हें गहरे पानी और तेज बहाव में कभी नहीं तैरना चाहिए।

जॉगिंग

जॉगिंग का अभिप्राय कई अर्थों में सिमटा है, जैसे—धीरे-धीरे चलना या धीरे-धीरे दौड़ना, शरीर को हरकत में लाना, शरीर को धकेलना या हिलाना। जो 'जॉग' करना चाहते हैं उन्हें आरामदायक जूते, ट्रैक सूट या निक्कर और टी शर्ट पहननी चाहिए। चाहे जूते हों या कपड़े, वे इतने फिट हों कि उनमें न तो शरीर कसा रहे, न ही साँस लेने में, चलने या दौड़ने में कठिनाई हो। जॉगिंग करते समय दबाव हाथ-पाँव, बाजू व कंधों पर पड़ना चाहिए; जैसे आप पंजों के बल भाग रहे हों, परंतु चाल धीमी रखें, अन्यथा आप अधिक दूरी तक और देर तक चल नहीं पाएँगे। जब साँस फूलने लगे या अंगों में वेदना होने लगे तो उसी समय जॉगिंग बंद कर दें।

□

19

योजना बनाकर वजन घटाइए

वजन घटाना जितना सुनने में कठिन लगता है उतना वास्तव में होता नहीं। बस, परेशानी इतनी होती है कि कई लोग जोश में होश खो बैठते हैं, जिससे उनके लिए वजन घटाना संभव नहीं हो पाता। यदि आप कई महीनों से मोटापा घटाने का प्रयास कर रहे हैं और हर बार विफल हो जाते हैं तो आपको जरूरत है एक अच्छी और सरल योजना की।

अगर आप वजन घटाने की योजना सोच-समझकर बनाते हैं, जो बिलकुल भी जोश में न बनाई गई हो, तो आप उस योजना पर जीवन भर कायम रह सकते हैं। आइए, जानते हैं कुछ कारगर उपाय—

कितना वजन कम करना है

अपना बॉडी मास इंडेक्स पता करें। जरूरत हो तो डाइटिशियन की मदद लें। अपनी ऊँचाई के अनुसार वजन घटाएँ। जोश में आकर ज्यादा वजन घटाने की योजना न बनाएँ।

व्यायाम का समय एक होना चाहिए

कोई जरूरी नहीं कि सारी दुनिया केवल सुबह ही व्यायाम करे। इस बात का ध्यान रखें कि आप जब कभी भी व्यायाम करते हैं तो उसका समय एक होना चाहिए, वह चाहे सुबह का समय हो या फिर शाम का।

कार्डियो और वेट एक्सरसाइज करें

वजन घटाने के लिए कार्डियो और वेट एक्सरसाइज करना बहुत जरूरी है। रोजाना 45 मिनट ट्रेडमिल पर या फिर सड़क पर दौड़ें तथा साइकिलिंग वगैरह करें।

मत लें तनाव

इस बात को बहुत कम लोग जानते हैं कि तनाव लेने से भी मोटापा बढ़ता है। तनाव को कम करने के लिए रोजाना 30 मिनट के लिए योग, ध्यान या कोई भी मनपसंद काम करें और हमेशा खुश रहने की कोशिश करें।

खेल-कूद या घर के काम करें

वजन जल्दी घटाने के लिए घर में झाड़ू-पोंछा लगाएँ, बागवानी में मन लगाएँ या फिर बाहर जाकर अपना मनपसंद खेल खेलें।

खुद को तर रखें

रोजाना 8–10 गिलास पानी पिएँ, खासतौर पर तब जब आप वर्कआउट कर रहे हों। पानी के अलावा आप फलों का रस भी पी सकते हैं। इससे त्वचा दमकेगी और आपका रक्तचाप भी संतुलित रहेगा।

रणनीति बनाकर खाएँ

खाने के लिए एक अच्छी रणनीति बनाएँ; जैसे—अगर आपका मन हुआ कुछ तेल और मसालेदार भोजन खाने का तो उसे खाएँ, लेकिन दूसरे दिन जमकर शारीरिक श्रम भी करें।

अस्वास्थ्यकर आहार छोड़ें

आपको पता है कि बड़ा पाव, आइसक्रीम, मिल्क शेक या समोसा-कचौड़ी सिवाय कोलेस्ट्रॉल को बढ़ावा देने के कुछ नहीं करते, तो इसे हमेशा के लिए खाना छोड़ दें।

रसोई घर में रखें पौष्टिक आहार

अपने रसोई घर में डिब्बाबंद और जंक फूड हटाकर ताजा सब्जियाँ और फल रखें। यदि रसोई में ढेर सारे पौष्टिक आहार भरे रहेंगे तो आप अपने आप ही वजन कम कर लेंगे।

□

20

आजमाएँ आसान तरीके

मोटापे के कारण कई तरह की बीमारियाँ शरीर को घेर सकती हैं। अधिकांश लोग जब शुरुआत में मोटापा बढ़ता है तो उस पर ध्यान नहीं देते हैं। लेकिन मोटापा जब बहुत अधिक बढ़ जाता है तो उसे घटाने के लिए घंटों पसीना बहाते रहते हैं। मोटापा घटाने के लिए भोजन शैली में सुधार जरूरी है। कुछ प्राकृतिक चीजें ऐसी हैं जिनके सेवन से वजन नियंत्रित रहता है।

- शराब और दूध से निर्मित पदार्थों का उपयोग न करें।
- अदरक व नींबू को काटकर पानी में उबालें, फिर ठंडा कर पिएँ।
- रोज 750 ग्राम फल और सब्जी का उपयोग करें।
- शक्कर, आलू और चावल का सेवन कम करें।
- केवल गेहूँ के आटे की रोटी की बजाय गेहूँ, सोयाबीन, चने के मिश्रित आटे की रोटी ज्यादा फायदेमंद है।
- भोजन में ज्यादा रेशेवाले पदार्थ शामिल करें। हरी सब्जियों और फलों में

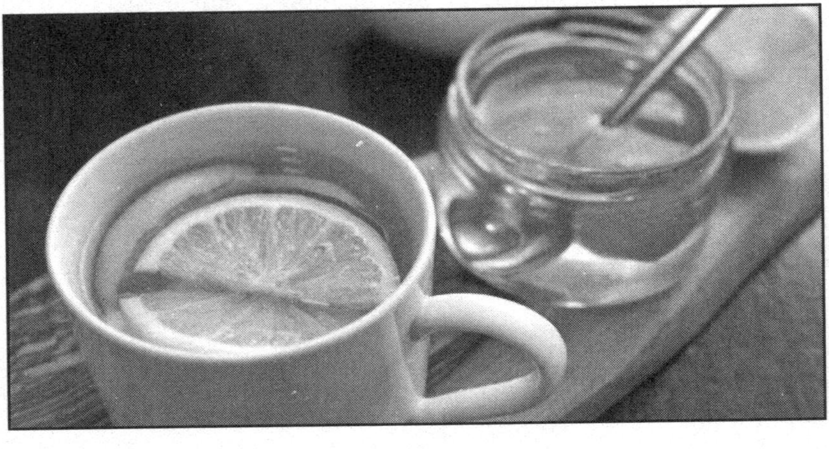

अधिक रेशा होता है।

- फलों को छिलके सहित खाएँ। आलू का छिलका न निकालें।
- एक चम्मच शहद व आधा चम्मच नींबू का रस गरम पानी में मिलाकर सेवन करने से शरीर की अतिरिक्त चरबी नष्ट होती है। यह दिन में तीन बार लेना चाहिए।
- पत्तागोभी में चरबी घटाने के गुण होते हैं। इससे शरीर का मेटाबॉलिज्म ताकतवर बनता है।
- एक चम्मच पुदीने का रस दो चम्मच शहद में मिलाकर लेते रहने से मोटापा कम होता है।
- सुबह उठते ही 250 ग्राम टमाटर का रस 2-3 महीने तक पीने से शरीर की वसा में कमी आती है।
- गाजर का रस मोटापा कम करने में उपयोगी है। करीब 300 ग्राम गाजर का रस दिन में किसी भी समय लें।
- दिन भर में कम-से-कम 10 गिलास पानी पिएँ।
- कम कैलोरीवाले खाद्य पदार्थों का इस्तेमाल करें।
- नींबू, जामफल, अंगूर, सेब, खरबूजा, जामुन, पपीता, आम, संतरा, टमाटर, तरबूज, स्ट्रॉबेरी आदि को भोजन में शामिल करें।
- पत्तागोभी, फूलगोभी, ब्रोकोली, प्याज, मूली, पालक, शलजम, सौंफ, लहसुन आदि का ज्यादा सेवन करें।
- नमक कम मात्रा में सेवन करें।

□

21

पोल डांस करें और वजन घटाएँ

आप वजन घटाने की उन्हीं प्रचलित कसरतों से ऊब चुके हैं। सुबह उठकर वही दौड़ना और रस्सी कूदना अब आपको आनंद नहीं देता। तो फिर आप कुछ नया आजमाकर क्यों नहीं देखते। कुछ ऐसा, जो वजन तो घटाए ही, साथ ही आपके लिए मनोरंजक भी हो। ऐसा ही एक उपाय है—पोल डांस। डांस का रोमांच और वजन घटाने का मौका, दोनों एक साथ। वैसे टी.वी. या इंटरनेट पर आपने जरूर पोल डांस का नजारा देखा होगा। लेकिन, उस वक्त शायद ही आपके दिमाग में यह आइडिया आया हो कि इससे वजन भी कम किया जा सकता है। पोल डांस करने से शरीर में अतिरिक्त चरबी घट जाती है, जिसकी वजह से आप रहते हैं चुस्त-दुरुस्त और एकदम फिट। आइए, जानें पोल डांस के फायदे—

दिल को स्वस्थ रखता है

पोल डांस दिल के लिए अच्छा व्यायाम है। नियमित पोल डांस करने से एक घंटे में 200 से 450 कैलोरी खर्च होती है। इसका एक बड़ा फायदा यह है कि यह आम कसरत की तरह पैदा करनेवाला नहीं है। इसमें व्यायाम के साथ-साथ मनोरंजन भी होता है। इसलिए आपको रोज-रोज खुद को व्यायाम करने के लिए प्रेरित नहीं करना

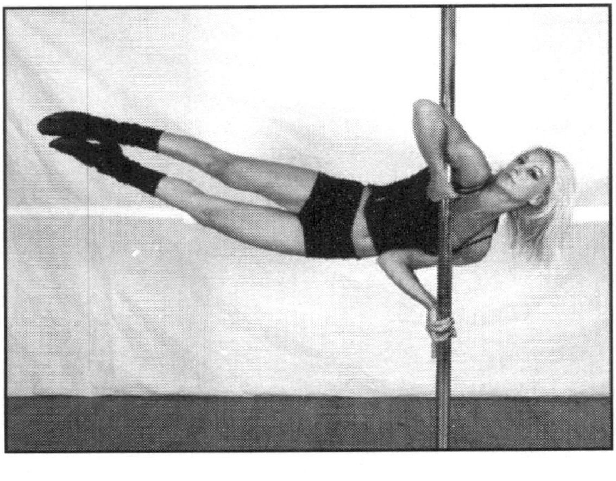

पड़ता। यानी आम के आम और गुठलियों के दाम। पोल डांस करते समस आपको पता ही नहीं चलता कि कब आपका घंटा पूरा हो गया।

चरबी कम करता है

पोल डांस से शरीर के एक खास हिस्से की नहीं, बल्कि पूरे शरीर की कसरत होती है। इससे हाथों व पैरों की गतिविधियाँ बढ़ती हैं। अनियमित जीवन-शैली के चलते हमारे शरीर पर चरबी जमा हो जाती है। नतीजा, बेडौल शरीर। लेकिन नियमित पोल डांस करने से आपकी मांसपेशियों की स्थिति सुधर जाती है। अकसर वजन बढ़ने पर जाँघ व कूल्हे भारी हो जाते हैं। ऐसे में पोल डांस से यह चरबी धीरे-धीरे खत्म हो जाती है और आपकी मांसपेशियाँ मजबूत होती हैं।

आत्मविश्वास पैदा होता है

पोल डांस आपको फिट रखने के साथ ही आत्मविश्वास पैदा करता है, क्योंकि आपको ऐसा करना अच्छा लगता है। दूसरे व्यायामों से आपकी बॉडी तो बन जाती है, लेकिन ज्यादातर लोग इसका आनंद नहीं उठा पाते। पोल डांस करने में आप अंदर से अच्छा महसूस करते हैं। पोल डांस खासकर महिलाओं को ज्यादा पसंद आता है। इससे उनमें आत्मविश्वास पैदा होता है।

पोल डांस के लिए कुछ बातों का विशेष खयाल रखना जरूरी है—

- अगर आपको पोल डांस क्लास में अकेले जाने से कोई परेशानी है तो अपने साथ किसी साथी को भी ले जाएँ।
- पोल डांस के लिए आपको ऐसे कपड़े पहनने चाहिए, जिससे आप आसानी से डांस कर सकें। डांस से पहले हाथों में क्रीम व तेल लगाने से बचें। इससे पोल को पकड़ते समय हाथ फिसल सकता है।
- इसे करने के लिए आपको किसी डांस के अनुभव की जरूरत नहीं है। यह डांस आपको अभ्यास करने से ही आएगा। समय के साथ आप पूरी तरह से इस डांस को सीख लेंगे।

□

22

योगासन से घटाएँ वजन

मनुष्य को प्रकृति की ओर से संतुलित और सुडौल शरीर मिलता है, पर वह गलत रहन-सहन, बुरी आदत तथा खान-पान में अनियमितता के कारण इस शरीर को बेडौल बना लेता है। वैज्ञानिक रूप से मोटापा हम उसे कहते हैं, जिसमें शरीर का वजन ऊँचाई के मान से अधिक होता है। आधुनिक समय में यह एक बीमारी के रूप में तेजी से फैल रहा है।

इसका सबसे बड़ा कारण यह है कि हम शारीरिक श्रम उतना नहीं करते, जितना हमारे द्वारा खाए गए खाने के बाद किया जाना चाहिए। जो ऊर्जा शरीर में ज्यादा उत्पन्न होकर अतिरिक्त रह जाती है, वह शरीर के उन्हीं भागों में चरबी के रूप में एकत्र हो जाती है, जिनका उपयोग हम अधिक नहीं करते हैं।

कूल्हे व पीठ का भाग बढ़ जाता है। पेट के लटकने से मांसपेशियाँ ढीली हो जाती हैं। हाथों व जाँघों का थुलथुला हो जाना—ये सभी लक्षण मोटापे के रूप में दिखते हैं।

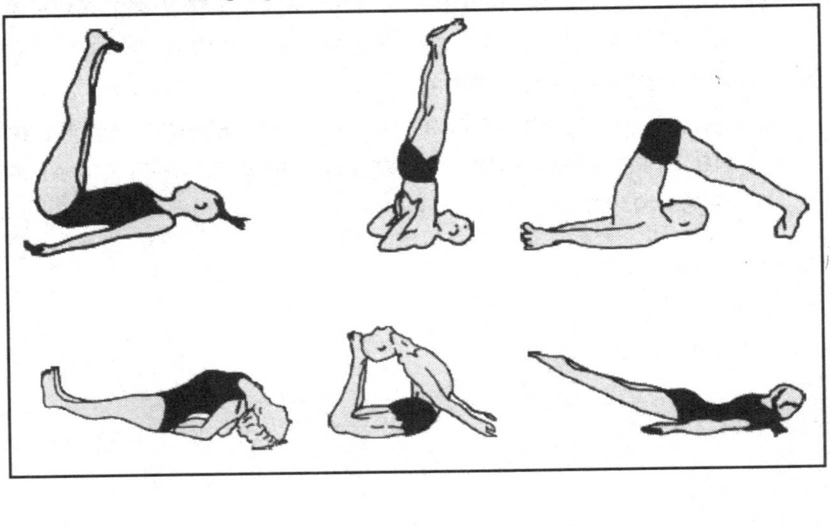

मोटे व्यक्ति अधिकतर कब्ज के कारण पीड़ित रहते हैं और उन्हें मधुमेह, उच्च रक्तचाप, दिल की बीमारी, जोड़ों का दर्द, गठिया, घुटनों में दर्द की संभावना भी अधिक रहती है।

सुबह या शाम कम-से-कम 3 कि.मी. तेज चलें। इसके अलावा दौड़ लगाना, तैरना, खेलना, साइकिल चलाना भी लाभदायक होता है। योगाभ्यास उत्तम उपाय इसलिए माना जाता है, क्योंकि इससे मन-मस्तिष्क दोनों स्वस्थ रहते हैं। कपालभाति प्राणायाम 15 मिनट करना चाहिए।

योगासन के साथ-साथ भोजन का ध्यान रखना भी जरूरी है। हरी पत्तेदार सब्जी-भाजी, मौसमी फल तथा फलों के रस का सेवन उपयोगी रहता है। भोजन में सलाद, सूप, छाछ व दही यदि लिया जाए व भोजनोपरांत पपीता, अमरूद व फलों का रस लिया जाए तो पाचन में सहयोग मिलता है।

भूख लगने पर ही भोजन करें और भूख से थोड़ा कम खाना खाएँ। शक्कर, नमक, मीठे, घी, तेल का उपयोग कम किया जाए तो भी बेहतर होगा। भोजन के बाद वज्रासन में 5-10 मिनट बैठने से पाचन-क्रिया ठीक होती है।

योगासन के समय मन व साँस को आसन व क्रियाओं के साथ रखना चाहिए। लंबी व गहरी साँस के साथ प्रत्येक क्रिया करनी चाहिए, जिससे पृथक्-पृथक् अंगों का सिकुड़न व फैलाव होगा और सभी अंगों को लाभ मिलेगा।

आसन करने से पहले किसी योग शिक्षक से मार्गदर्शन अवश्य लें। घर पर अभ्यास करने से लाभ मिलेगा, मगर आपका तरीका सही होना चाहिए।

वजन घटाने के लिए ये योगासन उपयोगी हैं—

- त्रिकोणासन
- कोणासन
- पशु विश्रामासन
- उत्तानपादासन
- अर्धहलासन
- पादवृत्तासन
- पवन मुक्तासन
- सूर्य नमस्कार

□

23

कैसे घटाएँ बच्चों का वजन?

मोटापा विश्व की बहुत बड़ी समस्या है और आज मोटापे के कारण लोग गंभीर समस्याओं के शिकार हो रहे हैं। आधुनिक जीवन-शैली के कारण बच्चे मोटापे का अधिक शिकार होने लगे हैं। बच्चों में मोटापे के कारण ही मधुमेह जैसी समस्याएँ पनपने लगी हैं। आधुनिक जीवन-शैली के अलावा आधुनिक तकनीकों की वजह से भी बच्चों में मोटापा बढ़ रहा है। यदि बच्चे नियमित रूप से व्यायाम करें तो आसानी से वजन कम कर सकते हैं; लेकिन सवाल यह उठता है कि बच्चों के लिए मोटापा कम करनेवाले व्यायाम कौन-कौन से हैं? बच्चों को व्यायाम से क्या फायदे हो सकते हैं? आइए, जानें बच्चों के लिए मोटापा कम करनेवाले व्यायामों को—

तैराकी

- आमतौर पर बच्चों को पानी से खेलना भाता है। ऐसे में बच्चे यदि खेल-खेल

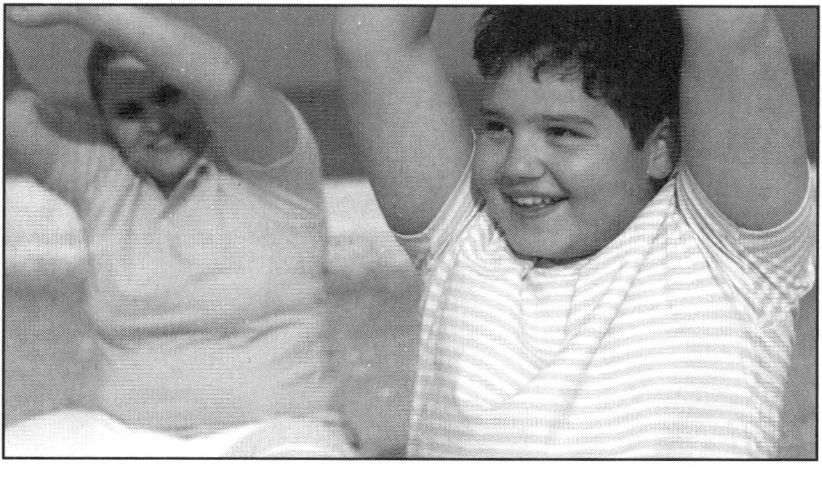

में तैराकी करेंगे तो यह उनकी सेहत के लिए लाभकारी होगा। क्या आप जानते हैं, बच्चों के लिए तैराकी के बहुत फायदे हैं।

- तैराकी से बच्चे न सिर्फ आसानी से अपना वजन कम कर सकते हैं, बल्कि उन्हें शरीर में मजबूती लाने और मांसपेशियों को मजबूत बनाने के लिए तैराकी करनी चाहिए।
- तैराकी से बच्चों के हाथ-पैरों के साथ ही उनके पूरे शरीर की कसरत होती है और रोजाना तैरने से मोटे बच्चे भी आसानी से फिट हो सकते हैं।

साइकिलिंग

- बच्चों को साइकिल चलाना बहुत पसंद होता है और जब यही साइकिल उनको फिट बनाएगी तो निश्चित तौर पर बच्चे उसे चलाना पसंद करेंगे।
- रोजाना कम-से-कम 30 मिनट साइकिल चलाने से बच्चे आसानी से अपना वजन कम कर सकते हैं।
- जो बच्चे साइकिल नहीं चलाते उन्हें वजन नियंत्रण करने के लिए कसरत के काम आनेवाली स्थिर साइकिल चलानी चाहिए। इसके लिए उन्हें एक ही जगह बैठकर साइकिल को लगातार चलाना होगा। इससे बच्चे के शरीर की कसरत होगी और बच्चे के शरीर से अतिरिक्त चरबी भी आसानी से कम होगी।

स्केटिंग

- मोटापे से ग्रस्त बच्चों को स्केटिंग करनी चाहिए। बच्चे जितना अधिक देर रोजाना स्केटिंग करेंगे, उनका शारीरिक व्यायाम उतना ही बढ़ेगा।
- बच्चों को चाहिए कि स्केटिंग के जरिए अपने दोस्तों से प्रतियोगिता करें। इससे वे खेल-खेल में व्यायाम तो करेंगे ही, साथ ही अपना मोटापा भी कम करेंगे।

आउटडोर गेम्स

- अधिक वजनवाले बच्चों को अधिक-से-अधिक आउटडोर गेम्स खेलने चाहिए।
- आउटडोर गेम्स में क्रिकेट, फुटबॉल, वॉलीबॉल, भागमभाग इत्यादि आते हैं।
- ऐसे खेलों से बच्चे फिट और तरोताजा रहते हैं।
- आउटडोर गेम्स के जरिए बच्चे आराम से अपना वजन कम कर सकते हैं, क्योंकि इससे उनके पूरे शरीर का व्यायाम आसानी से हो जाता है।

जॉगिंग

- बच्चों को वजन कम करने के लिए जॉगिंग पर भेजना चाहिए।
- यदि आपका बच्चा व्यायाम नहीं करना चाहता तो उसे टहलने भेज दीजिए या फिर किसी ऐसे खेल में लगाइए, जिससे उसकी जॉगिंग भी हो।
- जॉगिंग में बहुत अधिक मेहनत नहीं लगती और आराम से आपका बच्चा फिट भी हो जाता है।

□

24

खाने-पीने की सावधानियाँ

मोटापे से आपको कई तरह के रोग होने की संभावना रहती है। इसलिए जरूरी है कि मोटापा बढ़ने पर सचेत हो जाएँ और इसको कम करने के उपाय करें। मोटापा कम करने के लिए व्यायाम के साथ-साथ उचित खान-पान भी होना चाहिए। खाने-पीने में कुछ सावधानियाँ बरतने से मोटापे से छुटकारा मिल सकता है।

खाने के बाद पानी नहीं पिएँ

अकसर लोग भोजन के बाद ढेर सारा पानी पी लेते हैं, जो बहुत सही नहीं है।

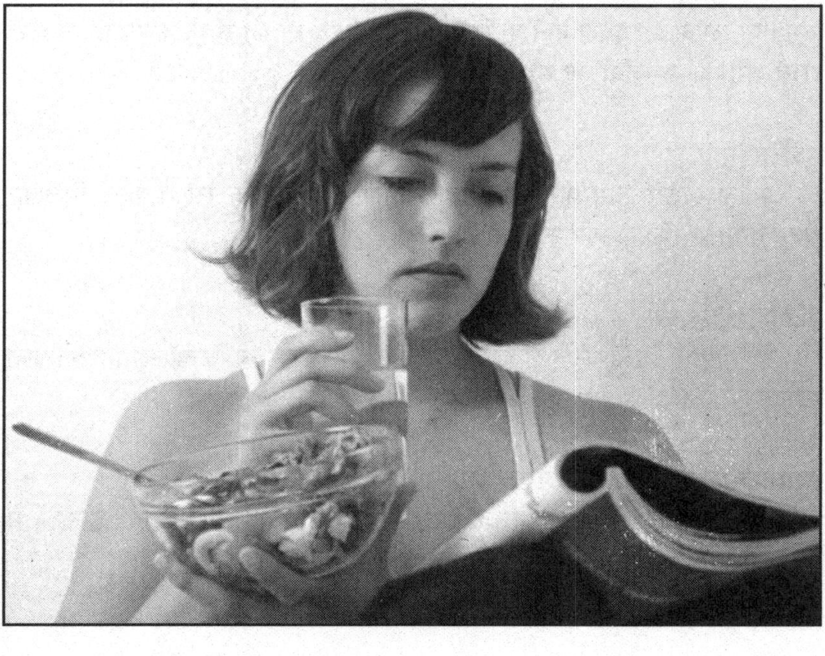

भोजन करने के आधे घंटे बाद ही पानी पीना चाहिए। इससे पेट और कमर पर मोटापा नहीं होता, साथ ही मोटापा भी कम हो जाता है।

हरी सब्जियों का प्रयोग

खाने में हरी सब्जी, साग व सलाद की मात्रा रोटी व चावल से ज्यादा रखें। इससे शरीर में चरबी नहीं जमा होगी।

उपवास के लाभ

अगर संभव हो तो हफ्ते में एक दिन उपवास करें और इस दौरान सिर्फ दूध व फल का ही सेवन करें। इससे आपकी पाचन-शक्ति भी ठीक होगी।

जौ-चने के आटे की रोटी खाएँ

खाने में गेहूँ के आटे की रोटी न लेकर जौ-चने के आटे की रोटी लेना शुरू कर दें। इससे सिर्फ पेट और कमर ही नहीं, बल्कि सारे शरीर का मोटापा कम हो जाएगा।

शहद

रोज कुनकुने पानी में दो चम्मच शहद मिलाकर पीने से भी कुछ दिनों में मोटापा कम होने लगता है। दुबले होने के लिए दूध और शुद्ध घी का सेवन करना बंद न करें। इससे शरीर में कमजोरी आ सकती है।

पुदीना

पुदीना मोटापा कम करने में सहायक होता है। पुदीने के रस में शहद मिलाकर सेवन करने से मोटापा कम होता है।

पत्तागोभी खाएँ

पत्तागोभी में चरबी घटाने के गुण होते हैं और इससे शरीर का मेटाबॉलिज्म शक्तिशाली होता है।

रेशेवाले फल-सब्जियों का प्रयोग

खाने में ज्यादा-से-ज्यादा रेशेवाले पदार्थ शामिल करें। हरी सब्जियों व फलों में रेशे अधिक होते हैं, इसलिए इनका सेवन ज्यादा-से-ज्यादा करें।

पानी ज्यादा पिएँ

ज्यादा-से-ज्यादा पानी पिएँ। इससे शरीर की चयापचय पाचन क्रिया तेज होगी और ज्यादा कैलोरी की खपत होगी, जिससे चरबी कम होगी।

फाइबर-युक्त आहार

फाइबर युक्त आहार का सेवन करें; जैसे—बादाम, बींस, पॉपकॉर्न व ब्राउन राइस। इससे शरीर की चरबी कम होती है।

खाना नहीं छोड़ें

नाश्ता, लंच और डिनर समय से करें। किसी भी समय के खाने को छोड़ें नहीं, क्योंकि इससे आप अगले वक्त का खाना अधिक खाते हैं। इसलिए सही समय पर खाना खाएँ।

□

25

गलतियाँ जो बढ़ाती हैं वजन

जल्दबाजी में खाना

यह बहुत ही गलत तरीका है। इससे आपके नर्वस सिस्टम को मस्तिष्क तक यह संदेश पहुँचाने का मौका ही नहीं मिलता कि खाने का काम पूरा हो चुका है। इसलिए जल्दबाजी में ज्यादा खा लेने के बाद भी पेट भरने का एहसास नहीं होता। भोजन के एक-एक ग्रास को अच्छी तरह चबा-चबाकर उसके स्वाद का लुत्फ उठाते हुए खाएँ। इससे थोड़ा खाने पर भी आपको संतुष्टि का अनुभव होगा और दोबारा जल्दी भूख नहीं लगेगी।

नाश्ता छोड़ देना

अकसर लोगों को यह गलतफहमी होती है कि वे अगर सुबह का नाश्ता छोड़ दें तो इससे उनका वजन कम हो जाएगा; पर वास्तव में ऐसा नहीं है। नाश्ता छोड़नेवालों का वजन नाश्ता करनेवालों की तुलना में ज्यादा तेजी से बढ़ता है। रात को लगभग आठ घंटे तक खाली पेट रहने के बाद सुबह जब हम सोकर उठते हैं तो दिन भर अच्छी तरह काम करने के लिए हमें भरपूर मात्रा में कैलोरी की जरूरत होती है। अगर आप नाश्ता नहीं करेंगे तो आपको खुद अंदाजा नहीं होगा और बीच में भूख लगने पर बिस्किट

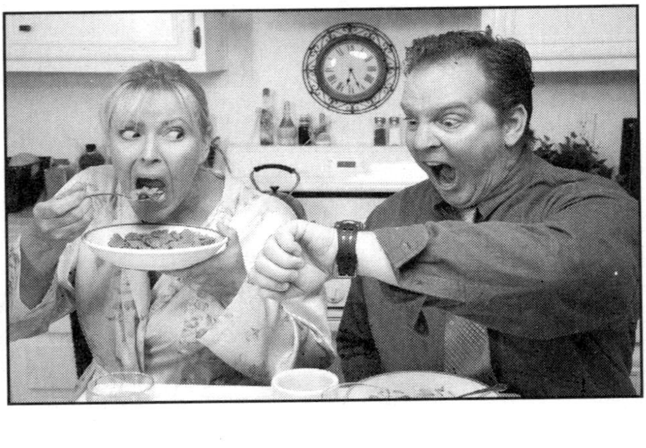

व वेफर्स जैसी चीजें अधिक मात्रा में लेने लगे, जो आपका वजन बढ़ा देंगी। इसलिए नाश्ता जरूर करना चाहिए।

सही अंदाजा न होना

कुछ लोगों को अपनी भूख का अंदाजा नहीं होता और जब वे खाने के लिए रेस्तराँ में जाते हैं तो जरूरत से ज्यादा चीजें मँगवा लेते हैं और खाना बरबाद होने का तर्क देकर जरूरत से ज्यादा खाते हैं। इसी तरह कुछ महिलाओं को अपने घर में खाना बनाते समय चीजों के सही माप का अंदाजा नहीं होगा। ऐसे में वे अकसर जरूरत से ज्यादा खाना बना लेती हैं, जो उनका वजन बढ़ने का प्रमुख कारण है। खाने के लिए हमेशा छोटे बरतन का इस्तेमाल करें। इससे प्लेट में खाना ज्यादा दिखाई देगा और थोड़े में भी आपको ज्यादा खाने का एहसास होगा।

गलत चीजों का चुनाव

कुछ लोग ऐसा समझते हैं कि मैं अपने खाने में सिर्फ सलाद और सूप ले रहा हूँ तो इससे मेरा वजन नहीं बढ़ेगा; पर स्वाद के लिए सलाद के ऊपर की गई चीज की ड्रेसिंग और सूप में डाला गया मक्खन आपके लिए अतिरिक्त कैलोरी का पूरा इंतजाम कर देता है और ऐसे में वजन कैसे घटेगा भला? इसलिए बिना ड्रेसिंग के सलाद लें और सूप में मक्खन न डालें।

यूँ ही कुछ-न-कुछ खाते रहना

कुछ लोगों को ऊब मिटाने के लिए यूँ ही कुछ हलका-फुलका खाते रहने की आदत होती है, पर यही हलका-फुलका बाद में उनका शरीर भारी बना देता है। ऐसी आदत को 'ईटिंग एमनीशिया' का नाम दिया जाता है। ऐसे लोग जब भी फ्रिज खोलते हैं तो उसमें से चॉकलेट या मिठाई जैसी चीजें मुँह में डाल लेते हैं। ऐसे लोग टी.वी. देखते या किताबें पढ़ते समय अपने साथ वेफर्स या बिस्किट जैसी चीजें रखते हैं। ऐसी आदत पर अचानक काबू पाना मुश्किल होता है। इसलिए अगर आपके साथ भी ऐसी समस्या है तो टी.वी. देखते समय फल खाएँ या हर्बल टी लें। पानी की बोतल हमेशा अपने साथ रखें और बिना भूख के जब भी कुछ हलका खाने की तलब महसूस हो तो पानी पिएँ। च्यूइंगम चबाना भी इस समस्या का सही समाधान है।

□

26

थायरॉइड के दौरान कैसे करें वजन कम

थायरॉइड ग्रंथि हमारे शरीर के मेटाबॉलिज्म को नियंत्रित करने का काम करती है। जब यह ग्रंथि सही तरीके से काम नहीं करती है तो इसके चलते कई स्वास्थ्य समस्याएँ हो सकती हैं। हाइपर थायरॉइडिज्म एक ऐसी ही स्थिति है। इस स्थिति में थायरॉइड ग्रंथि से अधिक मात्रा में थायरॉइड का निर्माण होने लगता है और हाइपोथायरॉइडिज्म में इसके विपरीत थायरॉइड ग्रंथि कम मात्रा में थायराइड का निर्माण करती है। दोनों को अलग-अलग इलाज की जरूरत होती है। हाइपरथायरॉइडिज्म में वजन कम होता है, लेकिन हाइपोथायरॉइडिज्म में वजन काफी बढ़ जाता है और इस बीमारी में वजन को काबू कर पाना आसान नहीं होता। आइए, जानें थायरॉइडिज्म में वजन कैसे काबू किया जाए—

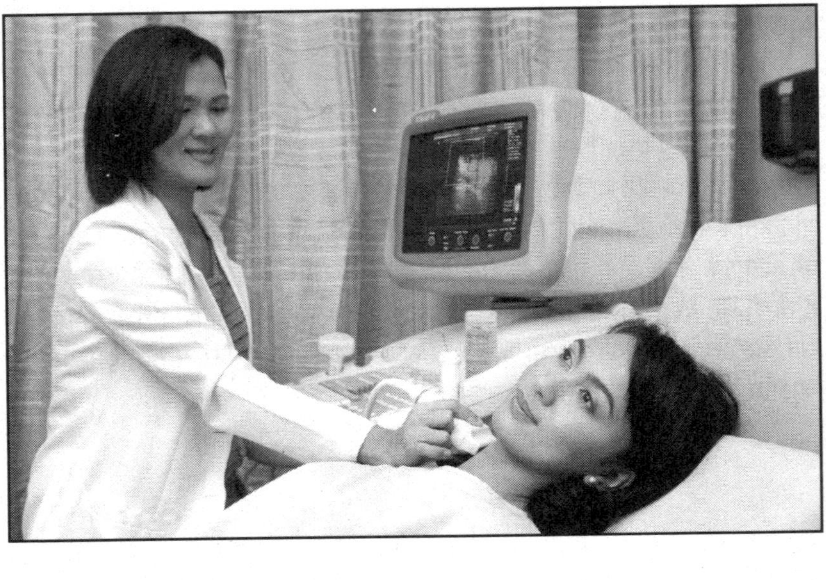

चेकअप करवाएँ

सबसे पहले इस बात की जाँच करवाएँ कि आपको थायरॉइड का कौन सा प्रकार है—क्या आपको एंडरएक्टिव थायरॉइड है या ओवरएक्टिव थायरॉइड। डॉक्टर आपकी जाँच करने के बाद इस नतीजे पर पहुँचेगा कि आपको वास्तव में थायरॉइड है या नहीं। और अगर है तो आप किस तरह के थायरॉइड से पीड़ित हैं। इस जाँच के नतीजे के बाद ही वह आगे कोई रास्ता बताएगा। डॉक्टर इस बात की भी जाँच करेगा कि आपकी गरदन पर किसी तरह की कोई गाँठ तो नहीं है। और अगर है तो यह किस प्रकार की है और इसका थायरॉइड से कोई संबंध तो नहीं। इसके बाद अन्य जरूरी जाँच करने के बाद डॉक्टर इस नतीजे पर पहुँचेगा कि वजन नियंत्रित करने के लिए आपको किस तरह की दिनचर्या और इलाज की जरूरत है।

समय पर लें दवाएँ

इस बात का खयाल रखें कि आप थायरॉइड की दवा नियमित और सही समय पर लें। एंडरएक्टिव थायरॉइड में दी जानेवाली कुछ दवाओं का असर भी चयापचय पर पड़ता है और इससे वजन कम करने में मदद मिलती है। हार्मोन रिप्लेसमेंट की सर्जरी के बाद थायरॉइड बेहतर तरीके से काम करने लगता है और इससे भी वजन नियंत्रण में रहता है।

अच्छा खाएँ

अगर आप अपने वजन को लेकर अच्छे नतीजे हासिल करना चाहते हैं तो जरूरी है कि दवाओं के साथ-साथ अपने आहार के प्रति भी सजग रहें। अपने भोजन में ऐसे खाद्य पदार्थ को शामिल करें, जो आपकी पाचन-शक्ति को दुरुस्त रखे। आपको चाहिए कि आप अपने आहार में सब्जियाँ, फल और कम वसा-युक्त डेयरी उत्पादों और प्रोटीन-युक्त खाद्य पदार्थों को शामिल करें। इस बात का भी ध्यान रखें कि आप कभी भी भूखे न रहें। जब भी भूख लगे तो सब्जियों और फल को तरजीह दें। चिप्स और अन्य हाई कैलोरी उत्पादों से दूर रहें।

नियमित व्यायाम करें

सप्ताह में कम-से-कम पाँच दिन 30 मिनट रोज व्यायाम करें। आप चाहें तो तैराकी कर सकते हैं या फिर जॉगिंग और साइकिलिंग भी कर सकते हैं। इस तरह की कसरत के अलावा आप अगर वेट ट्रेनिंग एक्सरसाइज भी करते हैं तो इससे आपका दिल तो स्वस्थ रहेगा ही, साथ ही आपका मेटाबॉलिज्म भी बढ़ेगा। इसका सकारात्मक

असर थायरॉइड पर भी पड़ता है। कसरत करने से शरीर तो सेहतमंद रहता ही है, साथ ही वजन भी कम होता है।

डॉक्टर की बात मानें

डॉक्टर से नियमित परामर्श लेते रहें, इसमें लापरवाही न बरतें। डॉक्टर आपके थायरॉइड स्तर की नियमित जाँच करने के बाद ही आपको आगे के इलाज और आहार आदि के बारे में राय देगा।

□

27

सात नियम, जो वजन न बढ़ने दें

अकसर हम सभी के मन में सवाल उठता है कि खाने की तलब को कैसे नियंत्रित किया जाए? या फिर यह कैसे मुमकिन है कि हम पसंद का खाएँ और फिर भी वजन न बढ़े? इसके लिए नीचे दिए गए सात नियमों का पालन करना होगा—

1. खाने को टी.वी. से अलग करें

खाना-पीना, झपकी लेना और चैनल बदलते रहना—अगर आपका ज्यादा वक्त इन सब कामों में बीतता है तो आपका वजन बढ़ना तय है। सबसे पहले अपने लिए पौष्टिक और हलका खाना चुनें, फिर प्लेट में उतना ही रखें, जितना आपके लिए जरूरी हो। इस बात का पूरा ध्यान रखें कि आप क्या और कितना खा रहे हैं।

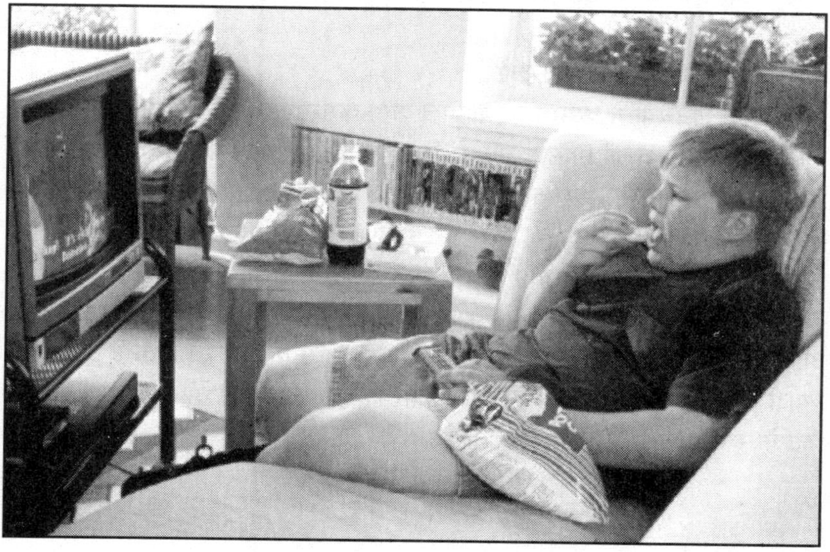

2. पार्टी से पहले खाना न छोड़ें

अगर शाम को पार्टी में जाना है तो उसके लिए खुद को दिन भर भूखा न रखें। अगर आप दिन में सही अंतराल पर खाते रहेंगे तो रात को ज्यादा खाने से बच जाएँ। हमारे शरीर में एक अंदरूनी घड़ी होती है और मेटाबॉलिज्म एक नियमित साइकल के हिसाब से चलता है। अगर आप सही वक्त पर खाएँगे तो कभी भी बेतहाशा भूख नहीं लगेगी और आप फालतू खाने से बचे रहेंगे।

3. गहरी साँस लेने के लिए ब्रेक लें

क्या आप गुस्सा, ऊब या तनाव महसूस करने पर छुटपुट खाने लगते हैं? ऐसा कोई भी भाव हावी होने पर सबसे पहले ठंडे मिजाज के साथ विचार करें। एक-एक कर कई बार गहरी साँस लें। ऐसा करने से आपका गुस्सा या तनाव कम होगा, साथ ही असली भूख और भावनात्मक भूख का फर्क भी पता चलेगा। तब आप असली भूख लगने पर ही खाएँगे।

4. खुद को भटकने न दें

यह सच है कि पक्के-से-पक्के इरादेवाला शख्स भी बीच-बीच में पटरी से उतर जाता है, यानी कुछ फ्रूट ले लेता है। लेकिन ध्यान रखें कि सबसे अहम आखिरी मकसद है। ऐसे में बेहतर है कि जितनी जल्दी हो सके, आप पटरी पर लौट आएँ। यह न सोचें कि एक बार नियम टूट गया तो अब कुछ नहीं हो सकता।

5. बिना बहाने ही कसरत करें

अपनी दिनचर्या में कसरत को शामिल करें। कसरत को अपनी रोजाना की जिंदगी का अहम हिस्सा बनाएँ। इसके बारे में लिखकर रखें और अन्य महत्त्वपूर्ण कार्य की तरह समय पर शारीरिक श्रम करने में जुट जाएँ।

6. कई बार खाएँ, कम खाएँ

दिन में छह से आठ बार थोड़ा-थोड़ा खाएँ। ध्यान रहे कि आपके शरीर को ऊर्जा और मेटाबॉलिज्म के लिए एक बार में कुछ ही कैलोरी की जरूरत होती है। एक बार ज्यादा खाने से शरीर के पाचन-तंत्र पर अतिरिक्त दबाव पड़ता है और बची हुई कैलोरी फैट के रूप में शरीर में जमा हो जाती है।

7. दूसरों के साथ बाँटें

अपना खाना दूसरों के साथ बाँटना अच्छी आदत है। इससे आपकी जुबान को बेहतर स्वाद मिलता है; लेकिन खाने का आपका हिस्सा कम हो जाता है, जिससे शरीर में जानेवाली कैलोरी घट जाती है, यानी आप मनपसंद खाना खाकर भी फिट रह सकते हैं, बस मात्रा का ध्यान रखें।

□

28

वजन घटानेवाले पाँच आहार

1. सलाद

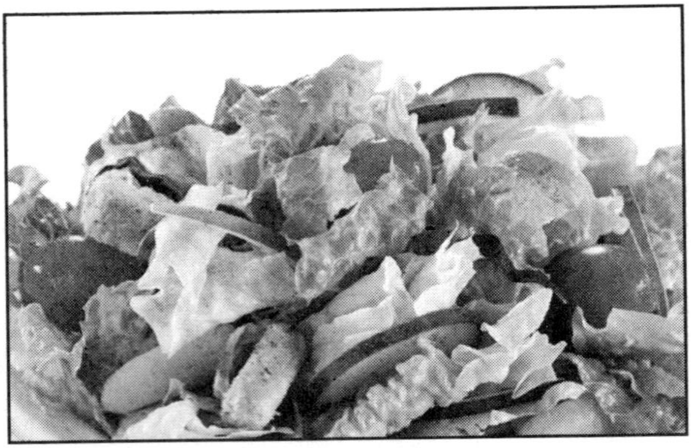

आपके सुबह व शाम के भोजन में सलाद के लिए एक सुरक्षित स्थान होना चाहिए। यदि आप कम कैलोरी और अधिक रेशेदार आहार चाहते हैं तो सलाद आपके लिए बेहतर विकल्प है।

सलाद के लिए प्रयोग में आनेवाली कच्ची सब्जियों व फलों में एंटी ऑक्सीडेंट, प्राकृतिक एंजाइम और रेशा होते हैं, जो शरीर के कोलेस्ट्रॉल को कम करने के साथ ही भोजन के पाचन में भी सहायक होते हैं। इससे आपका वजन भी नियंत्रित रहता है। यदि आप वजन घटाना चाहते हैं तो आपको रोजाना कम-से-कम एक बड़ा कप हरा सलाद खान चाहिए।

2. छिलकेवाली दालें

छिलकेवाली दालों में प्रोटीन की भरपूर मात्रा होती है। प्रोटीन के साथ ही दालों में फोलिक एसिड, विटामिन ए, विटामिन बी आदि होता है। इनका रोजाना सेवन शरीर में कोलेस्ट्रॉल की मात्रा को कम करता है, जिससे आपका वजन नियंत्रित होता है।

3. पीले व खट्टे फल

फलों में सबसे अधिक गुणकारी खट्टे फल होते हैं। पीले व नारंगी रंग के फलों में बीटा कैरोटिन व एंटी ऑक्सीडेंट होते हैं। खट्टे फल विटामिन सी, कैल्सियम, मिनरल, रेशे आदि का प्रमुख स्रोत होते हैं, जो शरीर के विकास के लिए उपयोगी होते हैं। नींबू में मौजूद पेक्टिन शरीर में जमा वसा को गलाता है और पाचन-प्रक्रिया को भी धीमा करता है, जिससे खाने के बाद लगनेवाली भूख शांत होती है।

खट्टे फलों का सेवन डायबिटीज, कैंसर, एनीमिया, मोतियाबिंद, अस्थमा, किडनी में पथरी आदि रोगों में लाभदायक होता है। इन फलों के निरंतर सेवन से हमारे शरीर की रोग प्रतिरोधक क्षमता में भी वृद्धि होती है।

4. तरल पदार्थ

भोजन के पूर्व या पश्चात् यदि आप तरल पदार्थ लेने के आदी हैं तो छाछ, लस्सी, दही व फ्रूट जूस का सेवन कर सकते हैं। दही, छाछ व ताजे फलों का रस आपके शरीर के लिए गुणकारी होता है। नींबू का रस वजन कम करने, दंत सुरक्षा, बुखार, रक्त शुक्ति आदि में सहायक होता है। भोजन के बाद ली जानेवाली छाछ में दूध की अपेक्षा फैट की मात्रा कम होती है। नारियल पानी में पोटैशियम की भरपूर मात्रा होती है, जो ब्लडप्रेशर को नियंत्रित रखने के साथ ही शरीर की प्रतिरोधक क्षमता को भी बढ़ाता है। इसमें कार्बोहाइड्रेट, शर्करा व वसा की कम मात्रा होती है।

5. अंकुरित अनाज

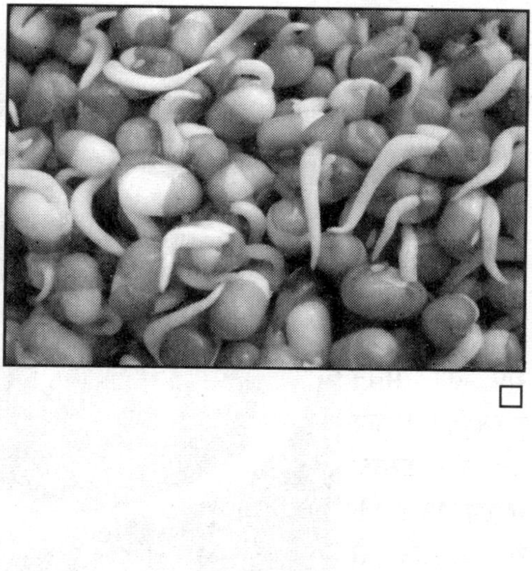

अंकुरित किए जाने से अनाज में पोषक तत्त्वों की मात्रा दोगुनी हो जाती है। चना, मूँग, सोयाबीन, मटर आदि को अंकुरित करके खाया जा सकता है। अंकुरित अनाज का सेवन सूप या सलाद के साथ भी कर सकते हैं।

□

29

सूप पिएँ, वजन घटाएँ

जब भी हम सूप की बात करते हैं तो हमें सिर्फ तबीयत खराब होने पर ही यह याद आता है; पर सूप हमें चुस्त-दुरुस्त बनाए रखने के लिए कितना लाभदायक हो सकता है, इस पहलू को उपेक्षित किया जाता है।

बहुधा

अकसर जब हम कांटिनेंटल डिनर की बात करते हैं तो हम सूप को स्टार्टर के तौर पर लेते हैं। हालाँकि इसके पीछे एक धारणा यह है कि सूप आपकी भूख को बढ़ाता है और फिर आप अपने डिनर का अच्छी तरह लुत्फ उठा सकते हैं। पर एक सच यह भी है कि सूप सेहत के लिए बहुत ही फायदेमंद होता है। अगर आप रोज अपने आहार में सूप को शामिल करते हैं तो इससे आपकी सेहत भी ठीक रहती है और भूख भी अच्छी लगती है।

सूप को एक औषधि के तौर पर भी लिया जाता है। अकसर जब पेट दर्द की शिकायत या खाना चबाने में दिक्कत होती है तो डॉक्टर हलके आहार के रूप में सूप का सेवन करने की सलाह देते हैं। इसका कारण यह है कि यह आसानी से

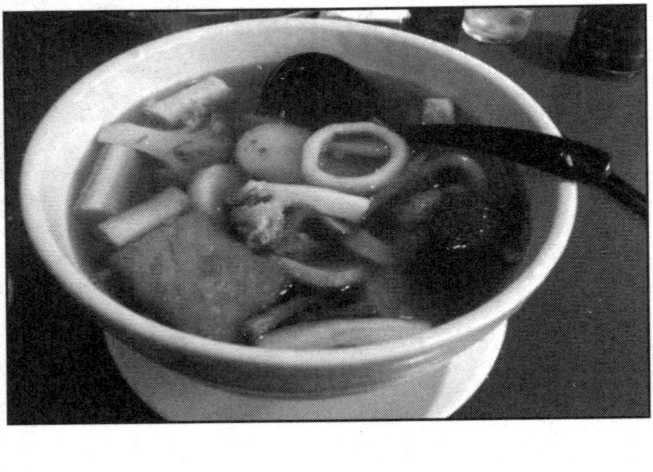

हजम हो जाता है। इसके अलावा यह ब्लडप्रेशर को भी नियंत्रित रखता है। चूँकि सूप में सभी मिनरल और विटामिन होते हैं, इसलिए यह हमारे शरीर को डीहाइड्रेशन से भी बचाता है। एक रिपोर्ट के अनुसार, सूप ब्रेस्ट कैंसर के खतरे को कम कर देता है। अगर आपको जुकाम या बुखार की शिकायत है तो चिकन व वेजिटेबल सूप आपको फायदा पहुँचाते हैं।

अधिक रेशा

बच्चे ज्यादातर सब्जियों को खाने से कतराते हैं, खासकर हरी व पत्तेदार सब्जियाँ। बच्चों के पोषण के लिए जरूरी है कि उन्हें पूरा प्रोटीन और खनिज मिले। सूप जितना सेहत के लिए फायदेमंद होता है उतना ही इसमें अधिक रेशा होता है। इसकी सबसे अच्छी बात यह है कि इसमें आप एक साथ कई सब्जियों का प्रयोग कर सकते हैं; जैसे—गाजर, गोभी, टमाटर, बींस और पालक के सूप में रेशे की मात्रा ज्यादा होती है। साथ ही आप अलग-अलग सब्जियों के जरिए सूप के स्वाद में भिन्नता भी ला सकते हैं। इससे स्वाद भी बना रहेगा और शरीर को अधिक मात्रा में रेशा भी मिल जाएँगे।

वजन घटाने में कारगर

जो लोग अपना वजन घटाना चाहते हैं उन्हें पता होना चाहिए कि सूप वजन घटाने में बेहद कारगर साबित होता है। विशेषज्ञों का कहना है कि गोभी का सूप वजन घटाने में काफी मदद करता है। इसका एक फायदा यह है कि यह डाइटिंग की वजह से आपके शरीर को कमजोर नहीं होने देता, बल्कि पूरे खनिज और पोषक तत्त्व देता है। ज्यादातर डाइटीशियन अपने हेल्थ चार्ट में सूप को जरूर शामिल करते हैं, क्योंकि यह आपके शरीर के फैट की जगह कैलोरी का काम करता है। इससे आपको कमजोरी महसूस नहीं होती और आप चुस्त-दुरुस्त बने रहते हैं।

सौंदर्य बढ़ानेवाला

सेहत और रेशे के साथ-साथ सूप महिलाओं के सौंदर्य को भी निखारता है। सूप शरीर की रोग प्रतिरोधक क्षमता को बढ़ाता है। सूप दाग और झुर्रियों से बचाव करता है। सूप के रूप में आपके शरीर को संतुलित आहार मिलता है। इस तरह आपकी त्वचा में निखार नजर आने लगता है।

□

30

दिनचर्या पर ध्यान दें, वजन घटाएँ

हाल के बरसों में मोटापे को लेकर लोग काफी सचेत हो गए हैं। जो लोग फिट हैं, वे वजन बढ़ने नहीं देना चाहते और जो मोटे हैं, वे किसी भी तरह वजन घटाना चाहते हैं। कैसे घटाएँ वजन, आइए जानते हैं—

कोई आहार न छोड़ें

अगर वजन घटाना चाहते हैं तो सबसे पहले जरूरी है कि कोई भी आहार छोड़ें नहीं। तीन बार आहार और बीच में दो बार नाश्ता जरूर लें। अगर कोई आहार छोड़ेंगे तो अगली बार ज्यादा खाएँगे, जो सही नहीं है।

नाश्ते पर ध्यान दें

दिन भर के खाने में सबसे ज्यादा ध्यान नाश्ते पर होना चाहिए। अकसर लोग वजन कम करने की धुन में नाश्ता नहीं लेते। शोधों से पता चला है कि अगर नियमित रूप से नाश्ता किया जाए तो लंबी अवधि में वजन कम होता है। नाश्ते या खाने में हमेशा एक जैसी चीजें न खाएँ, बल्कि बदलते रहें। कभी दूध के साथ दलिया ले सकते हैं तो कभी वेज सैंडविच, तो कभी पोहा या उपमा।

जल्द करें डिनर

दिन का खाना भी पौष्टिक होना चाहिए, जबकि डिनर सबसे हलका। डिनर रात में 8 बजे तक कर लेना चाहिए। ऐसा संभव नहीं है तो भी सोने से दो घंटे पहले जरूर खाना खा लें। दाल, दही, राजमा, चावल जैसी चीजें रात में नहीं खानी चाहिए; क्योंकि ये आसानी से पचती नहीं हैं। अगर देर रात तक जागते हैं और भूख लगती है तो फल या सलाद खाना चाहिए। असल में रात में पाचन-क्रिया धीमी होती है, ऐसे में खाना पच नहीं पाता।

मात्रा पर ध्यान रखें

खाने में मात्रा पर ध्यान रखें यानी दो बिस्कुट की बजाय एक कटोरी उबला चना खाएँ तो बेहतर है, क्योंकि दोनों में कैलोरी करीब-करीब बराबर ही होती है। बींस, सलाद, ढोकला, पनीर (टोंड मिल्क का), चना आदि लें।

नमक में करें कटौती

खाने में ऊपर से नमक न मिलाएँ। वैसे पौष्टिक आहार का मतलब फीके खाने से नहीं है। परंपरागत मसाले न सिर्फ स्वाद बढ़ाते हैं, बल्कि उनमें माइक्रो न्यूट्रिएंट, फाइबर और एंटी ऑक्सिडेंट भी होते हैं। सिर्फ ध्यान रखें कि इन्हें भूनने के लिए अधिक तेल का इस्तेमाल न किया जाए।

साबुत व छिलकेवाली चीजें बेहतर

बिना छना आटा खाएँ। गेहूँ के साथ चने का आटा मिलाने से पाचन अच्छा होता है। गेहूँ या जौ का आटा (बिना छना), ब्राउन ब्रेड, दलिया, कॉर्न या वीट फ्लैक्स, ब्राउन राइस व दालें आदि खाएँ। अंकुरित अनाज व दालें विटामिन, मिनरल, प्रोटीन और फाइबर से भरपूर होती हैं।

□

31

आहार संबंधी नियम

- भोजन धीरे-धीरे ग्रहण करें। छोटे-छोटे ग्रास मुँह में डालें और प्रत्येक ग्रास को धीरे-धीरे चबाएँ।
- जब आप पहली बार परोसे गए आहार को खत्म कर लें तो कम-से-कम 15 मिनट तक रुककर इस बात का फैसला करें कि क्या वास्तव में आपको अतिरिक्त आहार की जरूरत है। आपका एपेस्टेट (मस्तिष्क में भूख को नियंत्रित करनेवाला तंत्र) इतनी अवधि में संतुष्ट हो जाएगा और आपको अतिरिक्त आहार लेने की जरूरत महसूस नहीं होगी।
- अपने घर में खाने की एक जगह निश्चित कर लें। अगर आप खाने की जगह निश्चित नहीं करेंगे तो ऐसा भी हो सकता है कि प्रत्येक कमरे में आप कुछ-न-कुछ खाना पसंद करें, लेकिन जब खाने की जगह निर्धारित रहेगी तो दिन भर कुछ-न-कुछ खाते रहने की आपकी आदत नियंत्रित होगी।
- खाने की मेज पर भोजन समाप्त होने के बाद अधिक देर तक न बैठें। साथ ही रसोई या घर के ऐसे हिस्से में कम समय गुजारें, जहाँ रहकर आपको खाने की अधिक इच्छा होती हो।
- भोजन के समय मेज पर अतिरिक्त भोजन सामग्री नजरों के सामने नहीं रखनी चाहिए। अगर सामने अतिरिक्त खाद्य पदार्थ रहेंगे तो दूसरी और तीसरी बार लेने के लिए आपका खाने के लिए लालायित होंगे। खाद्य पदार्थ को ऐसे स्थान पर रखें, जहाँ आसानी से आपकी नजर न पहुँच सके।
- कभी भी खाली पेट खरीदारी करने न जाएँ। ऐसा करने पर आपको भूख महसूस होगी और आप बाजार का जंक फूड खाने के लिए प्रेरित होंगे। इसके अलावा टी.वी. देखते हुए या पढ़ते हुए कुछ भी खाने की आदत न डालें। जब आपका ध्यान भोजन पर केंद्रित नहीं होता है तब आप जरूरत से ज्यादा भोजन

ग्रहण कर सकते हैं।

- अवकाश की कोई अवधि शुद्ध होने से पहले वजन घटाने के लिए नियमित रूप से कसरत करना शुरू कर दें। अगर आप सोचेंगे कि अवकाश की अवधि में वजन घटाने का प्रोग्राम शुरू करें तो आपके लिए ऐसे लक्ष्य को पूरा कर पाना आसान नहीं होगा।
- तली हुई चीजें खाने से परहेज करें। तली हुई चीजों में वसा की मात्रा ज्यादा होती है और इस तरह शरीर में कैलोरी की मात्रा भी ज्यादा हो जाती है।
- सूप का सेवन करें। इसके अलावा ऐसे खाद्य पदार्थों को अपनी आहार तालिका में शामिल करें, जिन्हें खाते समय अधिक चबाने की जरूरत महसूस हो। जिस खाद्य पदार्थ को देर तक चबाकर खाया जाता है उससे अधिक संतुष्टि का अनुभव भी किया जाता है।
- मुख्य आहार ग्रहण करने से पहले सलाद खाएँ। सलाद खाने से आपकी भूख कम हो जाएगी और आप अधिक वसा व कैलोरी-युक्त भोजन ग्रहण नहीं कर पाएँगे।
- अल्कोहल में प्रतिग्राम 7 कैलोरी पाई जाती है। मदिरा का सेवन करने से वजन घटाने की योजना पर प्रतिकूल प्रभाव पड़ सकता है। अगर आप वजन घटाने के प्रति सही अर्थों में गंभीर हैं तो मदिरा का त्याग करें और नियमित रूप से नींबू-पानी का सेवन करें।

□

32

वजन कम करने के नए डाइट प्लान

मोटापा आज लोगों की बड़ी समस्या बन चुका है। वजन घटाने और स्वस्थ रहने के लिए न जाने किस-किस तरह के टोटके आजमाए जा रहे हैं। कभी भूखा रहना तो कभी जरूरत से ज्यादा वर्कआउट। ऐसे में वे यह भूल जाते हैं कि खान-पान का ध्यान न रखकर वे अपने स्वास्थ्य के साथ खिलवाड़ कर रहे हैं। अगर कुछ डाइट प्लान का अनुसरण कर स्वस्थ रहा जा सकता है तो भूखे रहने की क्या जरूरत?

डी.एस.एच. डाइट

डी.एस.एच. डाइट अंतरराष्ट्रीय स्तर पर काफी मशहूर है। डी.एस.एच. डाइट का अर्थ है डाइटरी एप्रोचेज टू स्टॉप हाइपरटेंशन। यह दिल को स्वस्थ रखनेवाली एक डाइट है,

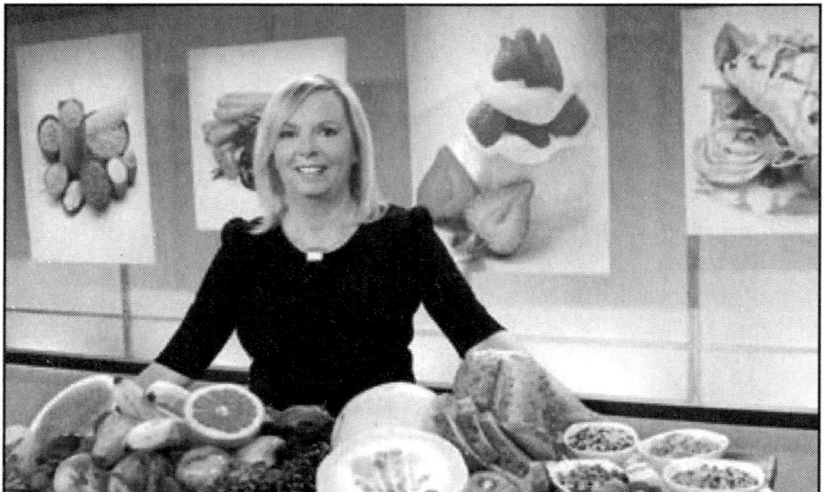

जिसे उच्च रक्तचापवाले लोगों के लिए बनाया गया है, ताकि उच्च रक्तचाप कम करने में मदद मिले। इसमें सभी तरह के अनाज, फल, सब्जियाँ, मेवे और कम या फैट फ्री डेयरी प्रोडक्ट्स को शामिल किया गया है। इस डाइट के दौरान उन खाद्य व पेय पदार्थों पर रोक लगाई जाती है जिनमें मीठा, लाल मांस और वसा शामिल होते हैं। इस डाइट से पोटैशियम, कैल्शियम, मैग्नीशियम जैसे पोषक तत्त्वों की मात्रा बढ़ जाती है। ये रक्तचाप को निम्न करने में मददगार साबित होते हैं। अध्ययन में पाया गया है कि यह डाइट शुरू करने के दो सप्ताह के भीतर ही रक्तचाप में कमी होने लगती है और दो महीनों में ही रक्त में कोलेस्ट्रोल की मात्रा में कमी आने लगती है। डी.एस.एच. डाइट के दौरान इसे और प्रभावशाली बनाने के लिए कम नमक का सेवन करें। जंक फूड खाने से बचें।

द जेनी क्रेग डाइट

जेनी क्रेग का डाइट प्लान कैलोरी और वसा को नियंत्रित करनेवाला डाइट प्लान है। इस डाइट में फलों, सब्जियों, सभी तरह के अनाज, कम वसावाले डेयरी उत्पाद और दिल को स्वस्थ रखनेवाले वसा-युक्त आहारों पर जोर दिया जाता है। इस डाइट में लीन मीट, पोल्ट्री मछली, दलिया, अंडे और मेवे भी शामिल हैं। इस तरह योजना के दौरान जंक फूड और सोडा का सेवन निषिद्ध है। यह एक संतुलित आहार योजना है, जिस पर अच्छी तरह अमल किया जा सकता है। इसमें आपको कैलोरी गिनने की जरूरत नहीं पड़ती।

लर्न डाइट

इसमें 55 से 60 प्रतिशत ऊर्जा कार्बोहाइड्रेट्स और 10 प्रतिशत से भी कम ऊर्जा संतृप्त वसा से मिलती है। लर्न डाइट का अर्थ है—लाइफ स्टाइल, एक्सरसाइज, एटीट्यूड, रिलेशनशिप और न्यूट्रिशन। इस डाइट प्लान में फल, सब्जियों, फलियों को शामिल किया गया है। जितना हो सके, इस डाइट प्लान के दौरान वसा-युक्त भोजन से दूर रहें। इस डाइट में आपको अच्छा कार्बोहाइड्रेट मिलता है, साथ ही वसा-युक्त आहार की सख्ती से मनाही होती है।

वेट वाचर्स

वेट वाचर्स डाइट में इसके सदस्य वजन कम करवाने के लिए लोगों की आदतों, खान-पान और ज्यादा व्यायाम पर जोर देने में मदद करते हैं। इस डाइट प्लान के अंतर्गत वसा-युक्त भोजन बिलकुल वर्जित होता है। स्टीम सब्जियाँ, फल और सलाद जैसे आहार पर अधिक जोर दिया जाता है। वेट वाचर्स आधुनिक दृष्टिकोण रखते हैं।

स्लिम फास्ट डाइट प्लान 3-2-1 के अनुसार काम करता है। इसमें लीन मीट,

फल, सब्जियाँ शामिल की गई हैं। जंक फूड और ज्यादा कैलोरीवाले खाद्य पदार्थ खाने की मनाही होती है। इस डाइट प्लान को कभी भी, कहीं भी आसानी से इस्तेमाल किया जा सकता है।

ऑरनिश डाइट

यह बहुत कम वसा पर आधारित शाकाहारी डाइट प्लान है, जो हृदय रोग व कैंसर का मुकाबला करने और वजन घटाने को बढ़ावा देता है। इस कार्यक्रम में मेडिटेशन, व्यायाम और समूह समर्थन की सिफारिश की जाती है। इस प्लान में कभी भी खाना खाया जा सकता है, जिसमें फल, सब्जियाँ, बींस और अनाज सम्मिलित हैं। वसा-युक्त और कम वसावाले डेयरी उत्पादों का सेवन भी शामिल है। शराब, लाल मांस, कोल्ड ड्रिंक्स, वसा, तेल, चीनी और नमक, जो आपके शरीर के लिए अनुकूल नहीं हैं, उनके सेवन की सख्त मनाही है। इस योजना में थोड़ी-थोड़ी देर में खाने से आपको ऊर्जा मिलती है और मेटाबॉलिक रेट भी बढ़ता है, जो कैलोरी जलाने और वजन घटाने में मदद करता है। □

33

आहार कैसे लें?

- दिन की शुरुआत कभी भी कॉफी या चाय के साथ न करें। कैफीन वाली चीजें रक्तचाप व दिल की धड़कन बढ़ाती हैं। इससे शरीर में तनाव महसूस होता है, जो पाचन-तंत्र का सबसे बड़ा दुश्मन है। हम चाय या कॉफी पीकर नींद खुलने जैसा महसूस करते हैं, उसकी असली वजह दिल की धड़कन या साँस की रफ्तार का बढ़ना होता है। सुबह के वक्त शरीर हलका-फुलका रहता है और दिल की धड़कन सामान्य रहती है। इस सामान्य गति को बनाए रखने के लिए वास्तविक खाने की जरूरत है। चाय-कॉफी से पिछले 9-10 घंटे से भूखे कोशिकाओं को पोषण न बराबर मिलता है। इससे भूख मरती है। आप लंबे वक्त तक बिना महसूस किए भूखे रहते हैं। सूरज निकलने के साथ मेटाबॉलिज्म चरम पर होता है। ऐसे में इस वक्त सबसे ज्यादा खाने की जरूरत होती है। अगर आप कुछ ठोस नहीं खाना चाहते हैं तो फल खा सकते हैं। इसके एक घंटे बाद फाइबर-युक्त चीजें खाएँ; जैसे—रोटी, उपमा, इडली, पोहा आदि लेना चाहिए। एक बार कोशिकाओं को पोषण मिल जाए तो आप चाय-कॉफी ले सकते हैं।
- हर दो घंटे में खाएँ। इससे आप मोटे नहीं होंगे, बल्कि खाने की मात्रा कम होगी। ऐसे में एक वक्त में आप कम कैलोरी लेंगे। यह कैलोरी बेहतर तरीके से इस्तेमाल होगी और शरीर में जमा नहीं होगी। थोड़े-थोड़े अंतराल पर खाने से शरीर को बेहतर महसूस होता है।
- ज्यादा सक्रिय हों तो ज्यादा खाएँ और कम सक्रिय हों तो कम। अगर खुद को भूखे रखना सजा है तो ज्यादा खाना अपराध। बिना यह ध्यान दिए कि हमारे पेट को क्या ज़रूरत है, हम खाते जाते हैं। हम मोटे इसलिए होते हैं, क्योंकि हम सही वक्त पर खाने के बजाय गलत वक्त पर खाते हैं। उदाहरण के लिए,

लड्डू में काफी कैलोरी होती है और अगर लड्डू खाने के साथ या रात में खाएँ तो उन्हें कैलोरी के रूप में शरीर में जमा होने से कोई नहीं रोक सकता। भरे पेट (खाने के बाद) और मेटाबॉलिक रेट कम होने के बाद (सूर्यास्त के बाद) शरीर पोषक न्यूट्रिएंट लेना बंद कर देता है। एक अच्छी और तनाव-रहित नींद भी चरबी कम करने में मदद करती है। सही तरीका यह है कि रात में 6.30 बजे तक पूरा खाना और 8.30 बजे तक हलका खाना खा लें। तनाव की स्थिति, बीमारी और यात्रा के वक्त ज्यादा कैलोरी की जरूरत होती है।

- नियमित आहार के बीच चिवड़ा, ढोकला, सलाद, अंकुरित दालें, फल या सलाद खा सकते हैं। तेल और चीनी से परहेज करें। खाली कार्बोहाइड्रेट लेने से भूख जल्दी लगती है, इसलिए प्रोटीन भी खाने में शामिल करें।
- मौसमी फल और सब्जी खाएँ। जूस के बजाय साबुत फल खाना बेहतर होता है। अलग-अलग सब्जी से अलग-अलग पोषक तत्त्व मिलते हैं। हरी पत्तेदार सब्जियाँ खाएँ। इनमें खनिज और विटामिन काफी तादाद में होते हैं।
- वजन कम करना चाहते हैं तो ज्यादातर सफेद चीजें (आलू, मैदा, चीनी, चावल आदि) कम करें और मल्टीग्रेन या मल्टी···(दालें, गेहूँ, चना, जौ, गाजर, पालक, सेब, पपीता आदि) पर जोर दें।
- बिना फैटवाला दूध या दही खाएँ। दूध में वेट कम करने के लिए उसमें पानी मिलाने से बेहतर है कि मलाई उतार ली जाए। पानी मिलाने से दूध में पोषक तत्त्व भी कम होते हैं। सोया से बना पनीर, दूध और दही खा सकते हैं। जिन्हें दूध या सोया प्रोडक्ट से एलर्जी है, वे राजमा, नींबू, टमाटर, मेथी, पालक, बादाम, काजू जैसी चीजें खाकर कैल्शियम की कमी से बच सकते हैं।
- दिन में 3-4 लीटर पानी व तरल पदार्थ लें। पानी न सिर्फ फैट कम करता है, बल्कि शरीर से जहरीले तत्त्वों को भी निकालता है। यह भूख कम करता है और कब्ज रोकता है। खाने की शुरुआत एक गिलास पानी, नारियल पानी, जूस, सूप, नींबू पानी या छाछ से करें।

□

34

बढ़ती कमर, घटती उमर

अकसर लोग वजन कम करने में लगे रहते हैं। लेकिन क्या आप जानते हैं, वजन कम करने से भी ज्यादा जरूरी होता है आपका कमर और पेट को कम करना। एकबारगी आप अपना वजन तो आसानी से कम कर सकते हैं, लेकिन सबसे अधिक जो समस्या आती है वह है कमर और पेट के आस-पास की चरबी को हटाने की। क्या आप जानते हैं कि कुछ लोग मोटे नहीं होते, लेकिन उनके पेट के आस-पास काफी चरबी जमा हो जाती है, जिससे वे परेशान रहने लगते हैं और अपने आपको मोटा समझने लगते हैं। वैसे भी खासकर लड़कियाँ कमर और पेट के आस-पास जमा वसा के कारण तंग कपड़े नहीं पहन पातीं। यदि वे ऐसा करती भी हैं तो यह उनके व्यक्तित्व में निखार नहीं आ पाता। यदि आप चाहते हैं कि आपके पेट और कमर आसानी से कम हो जाएँ तो आप कुछ टिप्स अपना सकते हैं। आइए, जानें कमर और पेट कम करने के तरीके—

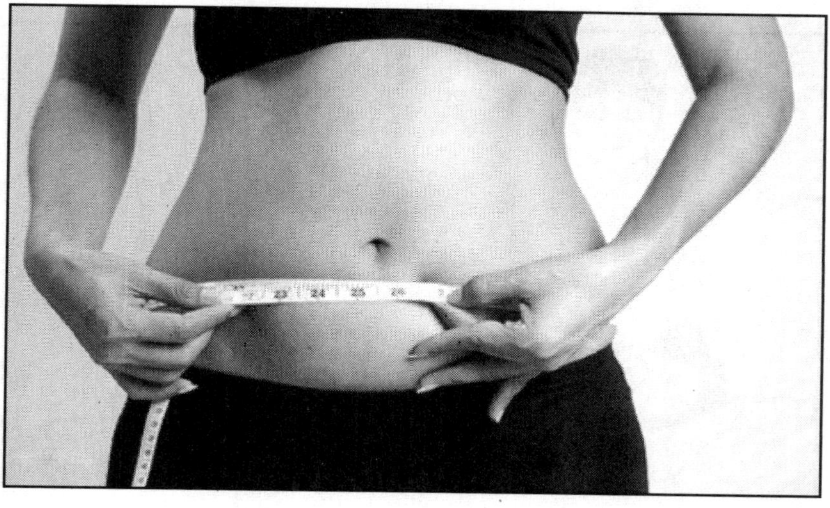

सप्ताह में एक दिन उपवास करें

यदि आप खाने-पीने के बहुत शौकीन हैं और अपनी इस आदत से भी परेशान हैं तो आपको चाहिए कि आप सप्ताह में कम-से-कम एक बार उपवास जरूर करें। आप चाहें तो सप्ताह में एक दिन तरल पदार्थ पर रह सकते हैं। इसमें आप पानी, नींबू पानी, दूध, जूस, सूप इत्यादि चीजों को प्राथमिकता देंगे। आप चाहें तो एक दिन सलाद या फलाहार को भी दे सकते हैं, जिसमें आप सिर्फ फल या सलाद ही खाएँगे। सलाद खाकर वजन घटाने में आपको मदद मिलेगी।

योगासन है जरूरी

कमर और पेट कम करने के लिए आपको नियमित रूप से सुबह उठकर योग करना चाहिए। ऐसे में आपको कुछ ऐसे आसनों को शामिल करना होगा, जिनसे आपके पेट और कमर को कम करने में मदद मिले। वैसे भी आप योग से नीरोग रह सकते हैं। आपको रोजाना सूर्य नमस्कार की सभी क्रियाएँ, सर्वांगासन, भुजंगासन, वज्रासन, शलभासन इत्यादि को करना चाहिए।

खान-पान संतुलित रखें

यदि आप जंक फूड खूब खाते हैं या फिर आपको तैलीय खाना बहुत पसंद है तो आपको चाहिए कि आप ऐसे खाने से बिलकुल परहेज करें। सामान्य आटे के बजाय जौ और चने के आटे को मिलाकर बनी चपाती खाएँ। इससे आपका शरीर सुडौल बनेगा।

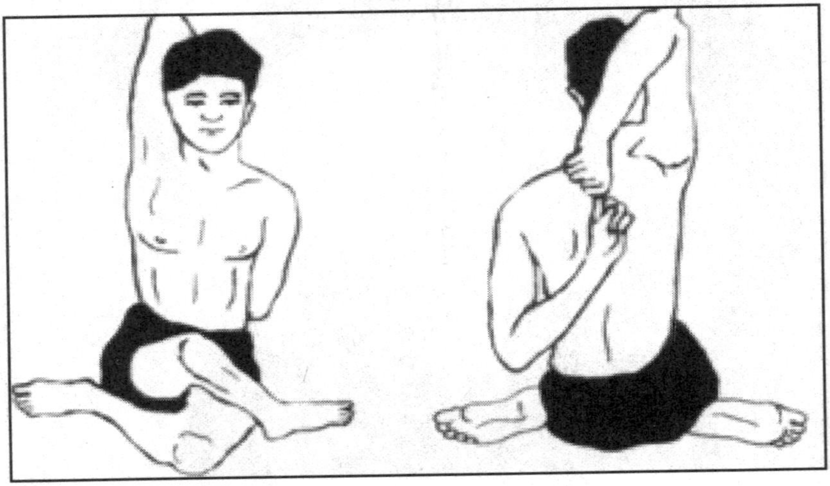

शहद है फायदेमंद

शहद के कई गुण हैं। यह मोटापा कम करने में कारगर है। आपको चाहिए कि आप रोजाना सुबह पानी के साथ शहद का सेवन करें। इससे आप जल्द ही कमर और पेट को कम करेंगे।

ग्रीन टी भी है मददगार

आप चाय पीने के बहुत शौकीन हैं और आप चाहते हैं कि आप जल्द ही अपना वजन घटाएँ तो आपको चाहिए कि आप दूध की चाय पीने के बजाय एंटी ऑक्सीडेंट से भरपूर ग्रीन टी, लेमन टी या फिर ब्लैक टी लें। दरअसल, दूध की चाय पीने से आपका मोटापा बढ़ने की संभावना बढ़ जाती है।

सुबह-शाम करें सैर

आपको कमर और पेट के आस-पास की चरबी दूर करने के लिए चाहिए कि रोजाना सुबह उठकर कुछ देर सैर पर जाएँ और रात के खाने के बाद भी सैर करना न भूलें। इससे आप अतिरिक्त कैलोरी को आसानी से कम कर पाएँगे और पेट व कमर की चरबी घटती जाएगी।

□

35

कैसे करें जिम का चयन?

फिटनेस आजकल जरूरत के अलावा ट्रेंड भी बनती जा रही है। इसके लिए डाइट से लेकर योग, एरोबिक्स, डांस थैरेपी और अन्य कई माध्यम प्रचलन में हैं। ऐसा ही एक बेहद प्रचलित माध्यम है जिम। लेकिन जिम का चुनाव करते समय यह ध्यान रखना जरूरी है कि आप सही तरीके व नियमों का ध्यान रखनेवाले जिम को ही चुन रहे हैं या नहीं।

सवाल है कि जिम में ऐसी क्या बातें होनी चाहिए? जाहिर है, जिम में पर्याप्त सुविधाएँ हों, दक्ष प्रशिक्षक हों, सही सेहत के लिए जूस, चाय-कॉफी आदि के लिए कैफे हों, आहार विशेषज्ञ और पर्सनल ट्रेनर हों। यही नहीं, वहाँ के उपकरण भी ब्रांडेड हों। तो क्या आप भी इस प्रकार के जिम को आदर्श जिम मान रहे हैं? ठहरिए, आप गलती कर रहे हैं। दरअसल, ये सभी चीजें तो जरूरी हैं, मगर इन सभी चीजों से ही

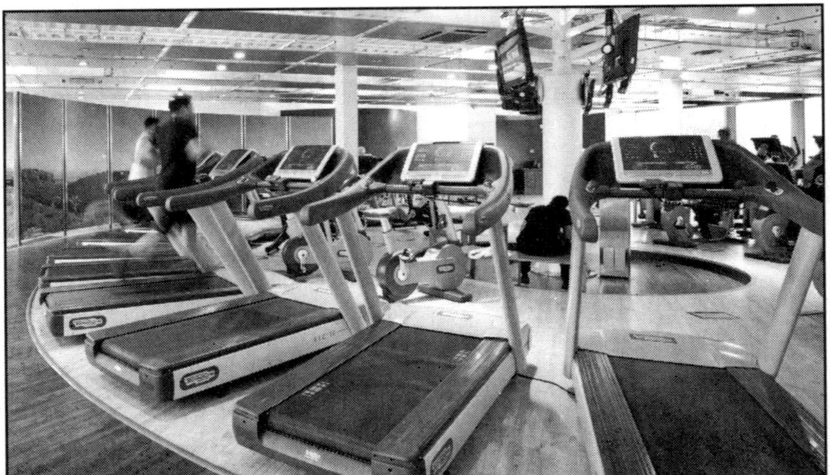

कोई भी जिम आदर्श नहीं हो जाता।

किसी भी जिम में जाने से पहले हमें मूल रूप से कई अन्य बातों पर भी ध्यान देना चाहिए—

- जिम का चुनाव करते समय इस बात को सबसे पहले जेहन में रखें कि वह आपकी जीवन-शैली के अनुरूप हो, उसे बढ़ानेवाला हो। जिम ऐसा न हो जो सिर्फ आपके लिए एक चिकित्सा योजना की ही भूमिका अदा करे।
- जिम में आनेवाले जहाँ एक ओर युवा पीढ़ी के होते हैं, वहीं दूसरी ओर अधेड़ लोग भी होते हैं। युवा वहाँ बॉडी बिल्डिंग के लिए आते हैं तो कुछ लोग सामान्य रूप से फिट रहने के लिए जिम की सदस्यता लेते हैं। उम्र और शरीर के अनुसार सबके शरीर अलग प्रकार के होते हैं। उनके स्वस्थ स्तर में भी फर्क होता है। कुछ दिल के मरीज या हाई ब्लडप्रेशर के मरीज होते हैं। जिम में ऐसे तमाम लोगों के लिए अलग-अलग प्रकार के प्रोग्राम होने चाहिए। इसलिए प्रशिक्षक का उच्च प्रशिक्षित होना बेहद जरूरी है।
- जिम में इस्तेमाल होनेवाले उपकरण भी ब्रांडेड और गुणवत्ता-संपन्न होने चाहिए। इस तरह के उपकरण द्वारा ही कसरत का सही तकनीकी ढंग से विकास किया जा सकता है। मांसपेशियों का अच्छी तरह विकास करने के लिए उपकरणों का सुरक्षित होना जरूरी है, ताकि इससे किसी भी प्रकार की दुर्घटना होने की आशंका न रहे।
- जिम ऐसा हो, जो आप में मोटापा कम करने का आकर्षण जगाने के बजाय आपके शरीर के फैट के स्तर को संतुलित करे।
- पहली बार जिम ज्वाइन करनेवालों के लिए जरूरी है कि वे जिम में ऐसी एक्सरसाइज रुटीन और व्यायाम पोषण योजना लाइन अपनाएँ, जो कम अवधि के लिए हो, जिन्हें आप अपनी शारीरिक क्षमता के अनुसार पूरा कर सकने में सक्षम हों।
- शारीरिक श्रम के लिए आपका मूड तभी तैयार हो सकता है, जब आपके आस-पास का वातावरण इसके अनुकूल हो। जिम की साफ-सफाई, वहाँ कार्यरत लोगों का सकारात्मक रूप और वहाँ आनेवाले लोग आपके श्रम के मूड को लगातार ताजा बनाए रखते हैं।
- जिम का चुनाव करते समय हमेशा इस बात का ध्यान रखें कि जिम में आप तन और मन दोनों को फिट करने जा रहे हैं। डि-स्ट्रेस होने के लिए वहाँ मसाज, स्टीम, शॉवर, हेल्थ जूस कैफे की सुविधाएँ भी उपलब्ध होनी चाहिए।

- जिम में स्वास्थ्य योजना कार्यक्रम का सही तरीके से मार्गदर्शन करने के लिए पेशेवर परामर्शदाता , फिटनेस विशेषज्ञ, आहार विशेषज्ञ आदि होने चाहिए। याद रखें, हमारे शरीर की जरूरत, स्वास्थ्य समस्याओं और आहार की जरूरत के अनुसार ही विशेषज्ञ हमारा मार्गदर्शन करें तो बेहतर होता है।

□

36

नियमित व्यायाम

मोटापा केवल एक बेडौल शरीर ही नहीं, रोगों का घर भी है। जी हाँ, मोटापा अपने साथ कई बीमारियाँ लेकर आता है। हाई ब्लडप्रेशर, खून में कोलेस्ट्रॉल अधिक होना, मधुमेह हृदय रोग जैसी कई समस्याओं की जड़ मोटापा ही है। मोटापा होने से आप कोई भी काम करने पर जल्दी ही थक जाते हैं, आपकी साँसें फूलने लगती हैं। नियमित कसरत मोटापा दूर करने का सबसे अच्छा उपाय है। कसरत न केवल आपका वजन कम करती है, बल्कि इससे आप चुस्त-दुरुस्त भी रहते हैं और अच्छा महसूस करते हैं।

पैदल चलना

पैदल चलना सबसे प्रभावशाली व सरल व्यायाम है, जिसे करने के लिए आपको अलग से समय निकालने की भी जरूरत नहीं होती। इस व्यायाम को अपनी दिनचर्या में आसानी से शामिल किया जा सकता है।

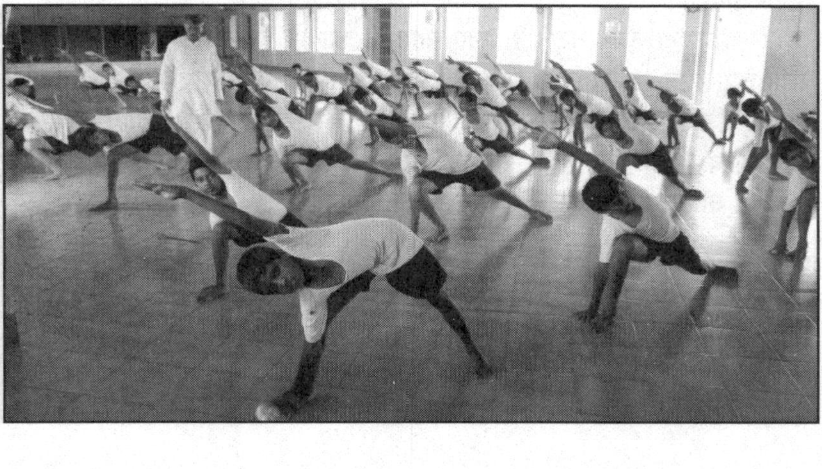

सीढ़ियों का इस्तेमाल

अगर आप सीढ़ियाँ चढ़ने से कतराते हैं और लिफ्ट का सहारा लेते हैं तो ऐसा करना बिलकुल छोड़ दें। मोटापा कम करने के लिए जरूरी है शारीरिक मेहनत करना। इसलिए लिफ्ट की बजाय सीढ़ियों का अधिक-से-अधिक प्रयोग करें।

पास की जगह पैदल ही जाएँ

आसपास की जगह जाने के लिए जब तक जरूरी न हो, वाहन का इस्तेमाल नहीं करें। कोशिश करें कि पैदल ही जाएँ। रोज केवल एक घंटा पैदल चलने से शरीर की अतिरिक्त चरबी कम होती है।

साइकिल चलाएँ

मोटापा कम करने के लिए साइकिल चलाना एक अच्छा व्यायाम है। इससे आपके शरीर पर जमा अतिरिक्त चरबी आसानी से हटाई जा सकती है। रोज सुबह नियम से आधे घंटे साइकिल चलाने से कुछ दिनों में आप खुद बदलाव महसूस करेंगे।

तैराकी

वजन घटाने के लिए आप तैराकी का भी इस्तेमाल कर सकते हैं। तैराकी में काफी कैलोरी इस्तेमाल होती है, इसलिए मोटापा कम करने के लिए यह एक उचित व्यायाम है। तैराकी करने के कुछ समय बाद ही आप देखेंगे कि आपके वजन में कमी आना शुरू हो गया है।

रस्सी कूदना

रस्सी कूदना वजन घटाने के लिए बेहतरीन व्यायाम है। रस्सी कूदने से शरीर की चरबी तेजी से घटने लगती है। साथ ही इससे आपके पैरों की मांसपेशियाँ मजबूत होती हैं। सुबह-सुबह उठकर जॉगिंग करने से मोटापा कम हो सकता है। जॉगिंग करने से शरीर की चरबी तो घटती ही है, साथ ही शरीर भी चुस्त-दुरुस्त रहता है। रोज नियम से एक घंटा जॉगिंग मोटापे को कम करने में काफी मददगार है।

□

37

कार्बोहाइड्रेट का प्रबंधन करें

जंक फूड व फास्ट फूड के प्रयोग से मोटापा आम समस्या बन गया है और मोटापे को बढ़ाने में खाने में पाए जानेवाले कार्बोहाइड्रेट का बहुत योगदान होता है। अधिक कार्बोहाइड्रेट-युक्त खाना; जैसे—रोटी, केक, आलू आदि खाने से मोटापे का खतरा और बढ़ जाता है। आप अपने खाने में कार्बोहाइड्रेट-युक्त चीजों का परहेज करके वजन कम कर सकते हैं। लेकिन कार्बोहाइड्रेट की मात्रा खाने में एकदम से कम करने पर दिमाग पर इसका बुरा असर पड़ता है। खाने में नियमित रूप से सब्जी, फल, सूप, जूस और खीरे के सलाद का सेवन करना चाहिए। ऐसा करने से शरीर

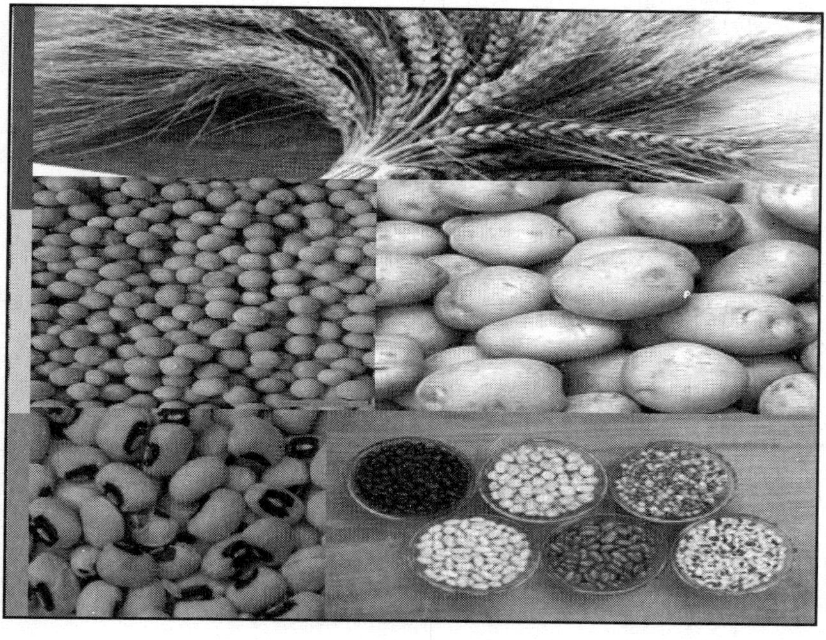

के वजन में बढ़ोतरी नहीं होगी। इससे आपको ताकत मिलेगी तथा बढ़े हुए पेट में भी कमी आएगी।

क्या होता है कार्बोहाइड्रेट

कार्बोहाइड्रेट एक कार्बनिक पदार्थ है, जिसमें कार्बन, हाइड्रोजन व ऑक्सीजन होते हैं। इसमें हाइड्रोजन व ऑक्सीजन का अनुपात जल के समान होता है। कार्बोहाइड्रेट शरीर को गरमी और चरबी प्रदान करने के लिए कार्य करता है। शरीर को कार्बोहाइड्रेट दो प्रकार से प्राप्त होते हैं—पहला स्टार्च के रूप में, दूसरा शुगर के रूप में। गेहूँ, ज्वार, मक्का, बाजरा, मोटे अनाज, चावल, दाल और जड़ों वाली सब्जियों में पाए जानेवाले कार्बोहाइड्रेट को माड़ी कहा जाता है।

केला, अमरूद, गन्ना, चुकंदर, खजूर, छुआरा, मुनक्का, अंजीर, शक्कर, शहद, मीठी सब्जियाँ तथा सभी मीठे खाद्य पदार्थों में अधिक मात्रा में कार्बोहाइड्रेट पाया जाता है, जो अत्यधिक शक्तिशाली और स्वास्थ्य के लिए लाभदायक होते हैं। शरीर में इनकी अधिकता से अनेक खतरनाक बीमारियाँ; जैसे—अतिसार, मधुमेह आदि रोग हो जाते हैं। कार्बोहाइड्रेट-युक्त खाना खाने से वजन बहुत तेजी से बढ़ता है।

कार्बोहाइड्रेट के सेवन से फायदे

खाने में कार्बोहाइड्रेट की 20 ग्राम की मात्रा का सेवन करने से शरीर में ऊर्जा बनी रहती है, क्योंकि कार्बोहाइड्रेट शरीर के लिए ऊर्जा का मुख्य स्रोत होता है। कार्बोहाइड्रेट-युक्त भोजन करने से दिमाग में ग्लूकोज की मात्रा पर्याप्त रूप से बनी रहती है और दिमाग अच्छे से काम करता है। कार्बोहाइड्रेट-युक्त खाने का सेवन करने से ब्लड में शुगर का स्तर सामान्य रहता है, जिससे कम भूख लगती है।

कार्बोहाइड्रेट न खाने के नुकसान

कार्बोहाइड्रेट-युक्त आहार खाने से मोटापा बढ़ता है। इस वजह से कई लोग इसका सेवन कम कर देते हैं या बंद कर देते हैं। उन लोगों के दिमाग पर इसका असर पड़ता है; क्योंकि कार्बोहाइड्रेट-युक्त आहार न लेने से मस्तिष्क को पर्याप्त मात्रा में ग्लूकोज नहीं मिल पाता है। इस स्थिति में दिमाग की याददाश्त व सोचने-विचारने की क्षमता कमजोर हो जाती है।

कैसे कम करें डाइट में कार्बोहाइड्रेट

आप अपनी दैनिक आहार योजना में कार्बोहाइड्रेट-युक्त खाने की मात्रा को कम

करके मोटापे पर नियंत्रण पा सकते हैं। खाने में अधिक कार्बोहाइड्रेट-युक्त चीजों के प्रयोग से परहेज करें, लेकिन एकदम से डाइट में कार्बोहाइड्रेट न लेना बिलकुल गलत है। कई बार लोग यह सोचते हैं कि कार्बोहाइड्रेट फैट बढ़ाने के सिवा और कुछ नहीं करता, जबकि इनसे हमें जरूरी मात्रा में ऊर्जा मिलती है। इसके लिए आप ब्रेड, चपाती वगैरह के विकल्प को अपना सकते हैं। इसलिए नियमित रूप से कम कार्बोहाइड्रेट-युक्त आहार, जैसे—सब्जी, फल, सूप, जूस और सलाद आदि का सेवन करें।

□

38

गरुडासन करें, वजन घटाएँ

योग से सभी रोगों का इलाज संभव है और अगर आप मोटापे से ग्रस्त हैं तो योग मोटापा कम करने का सबसे आसान तरीका है। योग बहुत ही आसानी से किया जा सकता है। मोटापा कम करने के लिए कई प्रकार के योग; जैसे—त्रिकोणासन, कोणासन, उत्तानपादा, पवनमुक्तासन, सूर्य नमस्कार, गरुडासन आदि विधियाँ हैं। इनमें

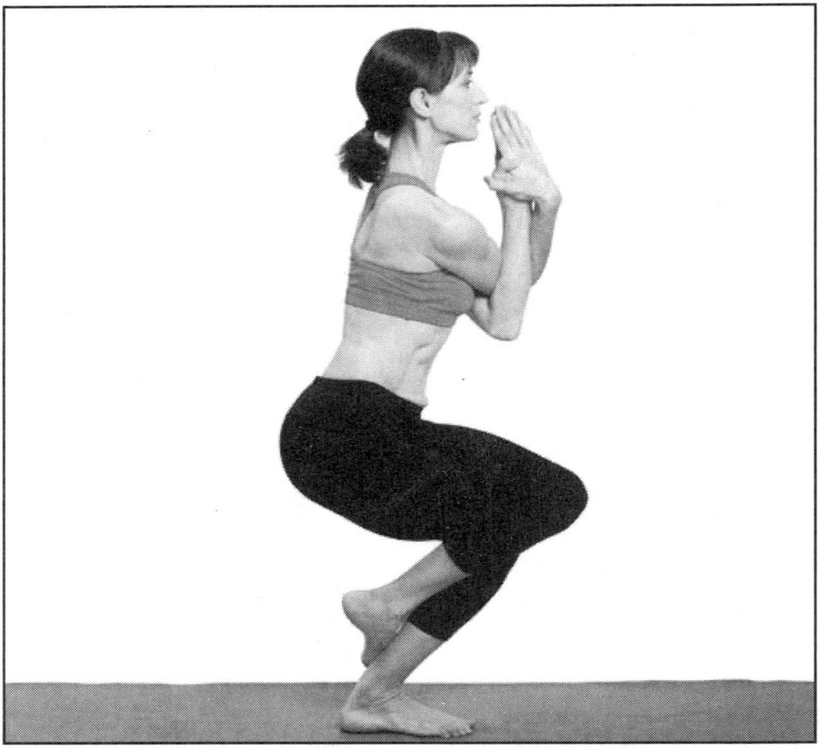

गरुडासन बहुत ही आसान विधि है। गरुडासन करने से मोटापा कम तो होता ही है, साथ ही यह योग गुर्दे के रोग व हाथ-पैर के दर्द के लिए भी लाभकारी है। यदि पैरों में कोई और विकृति हो जाए तो इस विधि से दूर हो सकती है।

गरुडासन

इस आसन में व्यक्ति का आकार गरुड की तरह हो जाता है, इसलिए इसे गरुडासन कहते हैं। गरुडासन में मस्तिष्क की एकाग्रता पर ध्यान देना जरूरी होता है। इस आसन को करने के लिए सबसे पहले सावधान की स्थिति में खड़े हो जाएँ, उसके बाद दाएँ पैर को सामने की ओर ले जाते हुए बाएँ पैर से लपेट लीजिए। इसी तरह दोनों हाथों को सीने के सामने लाकर पैरों की तरह लपेटते हुए नमस्कार की मुद्रा में ले आइए। इस क्रिया को एक तरफ से करने के बाद दूसरी तरफ से भी कीजिए। इस स्थिति में एक मिनट तक रहें। इस क्रिया को दोनों पैरों से पाँच-पाँच बार करें और उसके बाद क्रिया को बढ़ाते रहें।

गरुडासन करने के लाभ

इस आसन को करने से रीढ़ की हड्डी में लचीलापन आता है। कमर पतली होती है तथा बाँहों व पैरों की मांसपेशियाँ एवं नसें चुस्त होती हैं। इस आसन को करने से पैर, घुटने व जाँघों को मजबूती मिलती है। यह कंधे, बाँह तथा कुहनियों के दर्द व कंपन को ठीक करता है। यह आसन शरीर के कंपन को दूर करता है। इस आसन को करने से कमर दर्द, जोड़ों का दर्द, हर्निया आदि रोग ठीक होते हैं। मोटापा, बवासीर, हाइड्रोसिल तथा मूत्र संबंधी रोगियों के लिए यह आसन करना अधिक लाभकारी होता है।

कब करें गरुडासन

गरुडासन करते समय यह ध्यान रखें कि शरीर साफ-सुथरा हो, शरीर में किसी प्रकार की थकान न हो। गरुडासन सुबह सूरज निकलने के बाद और सूरज डूबने से पहले किसी भी समय कर सकते हैं। गरुडासन भोजन करने से 2 घंटे पहले और भोजन करने के 4 घंटे बाद करें। गरुडासन करते समय अगर पेट बिलकुल खाली हो तो जल्दी मोटापा कम किया जा सकता है। गरुडासन एक दिन में एक बार ही लगातार करें। यह अभ्यास एक बार में कम-से-कम 15 मिनट या अधिकतम एक घंटे ही करना चाहिए। अगर एक घंटे तक अभ्यास करना है तो 30-30 मिनट के अंतराल पर दो बार करें। 30 मिनट तक अभ्यास करने के बाद 30 मिनट तक आराम करना चाहिए।

खाने से परहेज करें

मोटापा कम करने के लिए सबसे जरूरी है खान-पान में बदलाव। खान-पान पर ध्यान रखे बगैर मोटापा कम नहीं किया जा सकता है। जितने समय तक योग कर रहे हैं उतने समय तक हलका, जल्दी पचनेवाला, ज्यादा तला हुआ भोजन नहीं करना चाहिए। भोजन में ज्यादा मिर्च-मसालों का इस्तेमाल न करें। हो सके तो हरी सब्जी, सलाद, दूध, मक्खन आदि जल्दी पचनेवाला पौष्टिक भोजन किया जाए तो शरीर के लिए ज्यादा फायदेमंद होता है। जितनी भूख लगे, उससे कम ही भोजन करना चाहिए। भोजन को आराम से अच्छी तरह चबाकर ही खाएँ। गरुडासन करते समय चाय और कॉफी का सेवन बिलकुल न करें।

□

39

प्रोटीन शेक लें, वजन घटाएँ

लोगों में वजन कम करने के लिए तरह-तरह की भ्रांतियाँ फैली हुई हैं। कुछ लोगों का तो यहाँ तक मानना है कि यदि वे खाना नहीं खाएँगे तो आसानी से वजन कम कर सकते हैं। लेकिन क्या आप जानते हैं, यह सिर्फ भ्रम है। हालाँकि यह सही है कि खाना नहीं खाने से वजन कम हो जाता है, लेकिन वह कुछ समय तक के लिए ही। क्या आप जानते हैं कि जो लोग भूखे रहकर वजन घटाने का उपाय करते हैं, वे पहले से अधिक मोटे हो जाते हैं। दरअसल, कोई भी बहुत दिनों तक भूखे रहने का फॉर्मूला नहीं अपना सकता। ऐसे में जब आप कुछ दिनों बाद खाना खाएँगे तो आपको फायदे के बजाय नुकसान ही होगा। लेकिन सवाल यह उठता है कि वजन कम करने के लिए क्या करना चाहिए? आइए, जानते हैं, कैसे प्रोटीन शेक लेकर आप वजन घटा सकते हैं।

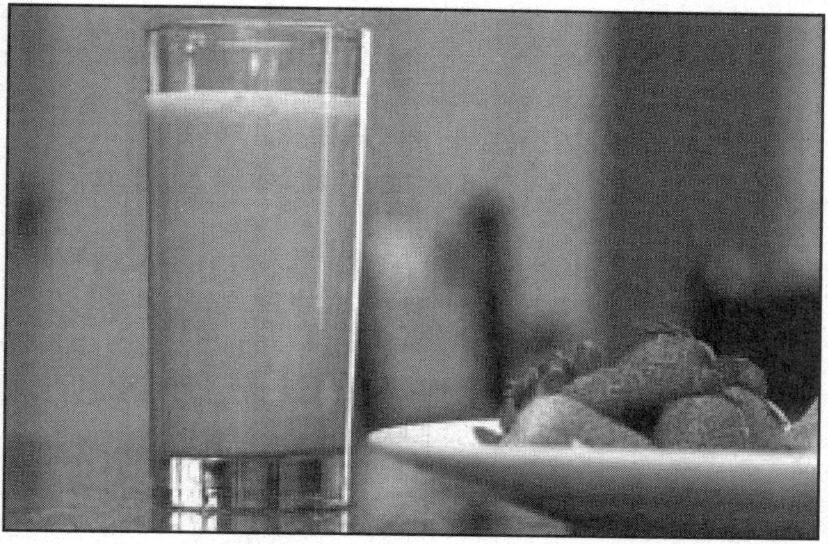

क्या कहते हैं शोध

- आज की भाग-दौड़ की जीवन-शैली में हर कोई स्वस्थ रहना चाहता है, लेकिन इसके लिए भूखे पेट रहने के बजाय संतुलित आहार लेना जरूरी है।
- हाल ही में किए गए शोधों के अनुसार सिर्फ आहार नियंत्रण करने से ही आप वजन नहीं घटा सकते।
- शोध में यह बात भी सामने आई है कि सिर्फ कम खाना खाने से भी वजन कम होने का कोई संबंध नहीं है।
- शोध के मुताबिक आप क्या खाते हैं, क्या पीते हैं, यह इस बात पर निर्भर करता है कि आपका वजन घटेगा या बढ़ेगा।
- यदि आप सिर्फ कैलोरी की मात्रा कम कर देंगे तो ही आपका वजन कम नहीं होगा, बल्कि आपको स्वस्थ रूप से वजन कम करने के लिए प्रोटीन शेक का सेवन करना चाहिए।
- एक अन्य शोध के मुताबिक, प्रोटीन शेक पीनेवाली महिलाएँ न सिर्फ अधिक सुंदर और तरोताजा दिखाई देती हैं, बल्कि सामान्य महिलाओं की अपेक्षा वे एक साल के अंदर ही आसानी से वजन कम कर सकती हैं।

वजन घटाने के लिए प्रोटीन शेक

- वजन कम करने के लिए और फिट रहने के लिए प्रोटीन की भरपूर मात्रा लेनी चाहिए। इससे न सिर्फ आप सेहतमंद बने रहते हैं, बल्कि आपकी मांसपेशियाँ भी मजबूत होती हैं।
- वजन कम करने के लिए प्रोटीन शेक एक सप्लीमेंट की तरह काम करता है। प्रोटीन शेक आपको अलग-अलग मात्रा में लेना चाहिए।
- प्रोटीन शेक लेने के लिए आप रोजाना एक गिलास दूध लें।
- यदि आप जल्दी वजन कम करना चाहते हैं तो प्रोटीन पाउडर का भी सेवन कर सकते हैं।
- सोया मिल्क एक बेहतर प्रोटीन शेक है। यदि आप नियमित रूप से सोया मिल्क लेंगे तो कुछ समय बाद अपने वजन को नियंत्रित होते पाएँगे।
- आप चाहें तो प्रोटीन जूस भी ले सकते हैं।
- यदि आप घरेलू प्रोटीन शेक लेना चाहते हैं तो स्किम्ड मिल्क पाउडर, मिल्क और अंडे को मिश्रित कर घोल तैयार कर सकते हैं।

□

40

जी.एम. डाइट अपनाएँ

वजन घटाने या फिट रहने के लिए जी.एम. डाइट प्रोग्राम आजमाकर देखें। जनरल मोटर्स डाइट प्रोग्राम (जी.एम. डाइट) को खासतौर पर वजन घटाने के लिए तैयार किया गया है। महीने में किसी हफ्ते के सभी सातों दिन आपको कब और क्या खाना है, इसका ब्यौरा दिया गया है। सिर्फ सात दिनों के इस डाइट प्रोग्राम का पालन कर दो महीने में अंतर देख सकते हैं।

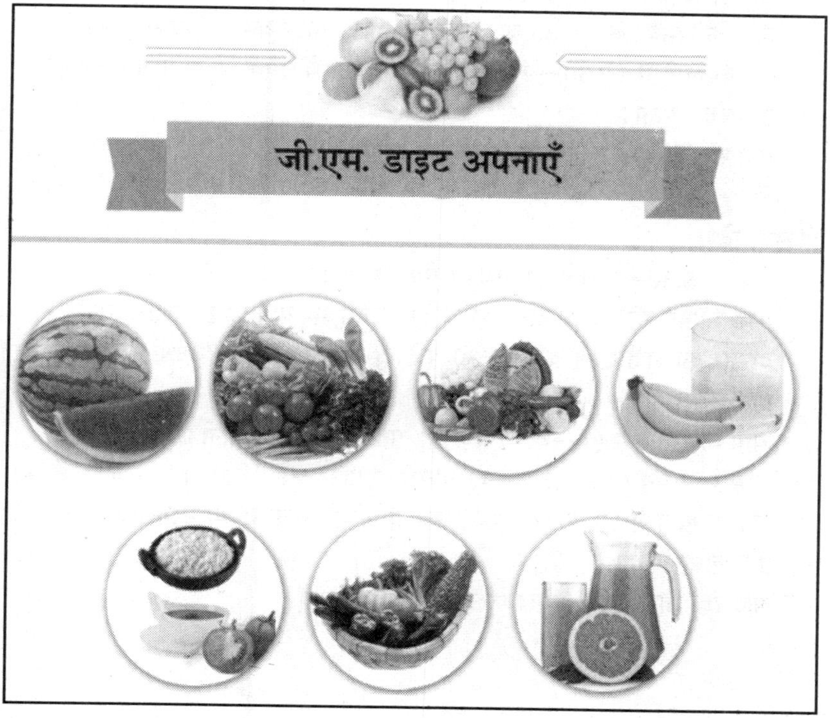

पहला दिन

नाश्ता (8.30—9 बजे) 1 सेब, 2 गिलास पानी।

मिड मॉर्निंग मील (10.30—11 बजे) 1 कटोरा पपीता, 2 गिलास पानी।

दोपहर का आहार (1 बजे—1.30 बजे) 1 कटोरा तरबूज, 2 गिलास पानी।

चाय के समय में (4—4.30 बजे) संतरा या नींबू या चीकू, डेढ़ गिलास पानी।

शाम के समय (6—6.30 बजे) 1 गिलास नारियल पानी।

रात के खाने में (8.30—9 बजे) 1 सेब, 2 गिलास पानी।

याद रहे, पहले दिन केवल फल ही खाएँ और केला खाने से बचें।

दूसरा दिन

नाश्ता (8.30—9 बजे) 1 उबला आलू, 1 से 2 गिलास पानी।

मिड मॉर्निंग मील (10.30—11 बजे) 1 कटोरा पत्तागोभी, दो गिलास पानी।

दोपहर का आहार (1 बजे—1.30 बजे) 1 टमाटर, 1 ककड़ी या खीरा, आधा उबला चुकंदर, डेढ़ गिलास पानी।

चाय के समय में (4—4.30 बजे) 2 टमाटर, 1 से 2 गिलास पानी।

शाम के समय (6—6.30 बजे) पालक और टमाटर का 1 गिलास जूस।

रात के खाने में (8.30—9 बजे) उबली लौकी में नमक या मसाला मिलाकर लें, 2 गिलास पानी।

याद रहे कि दूसरे दिन केवल सब्जियाँ खाएँ।

तीसरा दिन

नाश्ता (8.30—9 बजे) 1 सेब, 2 गिलास पानी।

मिड मॉर्निंग मील (10.30—11 बजे) कटोरा भर पपीता, 2 गिलास पानी।

दोपहर का आहार (1 बजे—1.30 बजे) 1 टमाटर, 1 खीरा, आधा उबला चुकंदर, दो गिलास पानी।

चाय के समय में (4—4.30 बजे) 1 संतरा, 2 गिलास पानी।

शाम के समय (6—6.30 बजे) पालक-टमाटर का 1 गिलास जूस या 1 चीकू।

रात के खाने में (8.30—9 बजे) उबली लौकी में नमक या मसाला मिलाकर लें, 2 गिलास पानी।

याद रहे, तीसरे दिन केवल फल या सब्जियाँ खाएँ।

चौथा दिन

नाश्ता (8.30—9 बजे) आधा गिलास स्किम्ड दूध, 2 गिलास पानी।

मिड मार्निंग मील (10.30—11 बजे) 1 केला, 2 गिलास पानी।

दोपहर का आहार (1 बजे—1.30 बजे) बिना शक्कर का 1 गिलास स्किम्ड मिल्क, 2 गिलास पानी।

चाय के समय में (4—4.30 बजे) 1 केला, 2 गिलास पानी।

शाम के समय (6—6.30 बजे) 1 केला।

रात के खाने में (8.30—9 बजे) बिना शक्कर आधा गिलास स्किम्ड दूध।

याद रखें कि चौथे दिन केवल स्किम्ड दूध और केला लें।

पाँचवाँ दिन

नाश्ता (8.30—9 बजे) 1 कटोरी ब्राउन राइस, 2 गिलास पानी।

मिड मॉर्निंग मील (10.30—11 बजे) 2 टमाटर, 2 गिलास पानी।

दोपहर का आहार (1 बजे—1.30 बजे) 1 कटोरी ब्राउन राइस टमाटर ग्रेवी के साथ, 2 गिलास पानी।

चाय के समय में (4—4.30 बजे) नमक-जीरा के साथ 2 टमाटर, 2 गिलास पानी।

शाम के समय (6—6.30 बजे) 1 गिलास नींबू पानी।

रात के खाने में (8.30—9 बजे) ब्राउन राइस 1 कटोरी

याद रहे, पाँचवें दिन केवल ब्राउन राइस और टमाटर ही खाएँ।

छठा दिन

नाश्ता (8.30—9 बजे) 1 कटोरी ब्राउन राइस, 1 से 2 गिलास पानी।

मिड मॉर्निंग मील (10.30—11 बजे) 2 टमाटर, 2 गिलास पानी।

दोपहर का आहार (1 बजे—1.30 बजे) 1 कटोरी ब्राउन राइस अन्य सब्जियों के साथ, 2 गिलास पानी।

चाय के समय में (4—4.30 बजे) जीरा-नमक के साथ 2 खीरा, 2 गिलास पानी।

शाम के समय (6—6.30 बजे) 1 गिलास नींबू पानी।

रात के खाने में (8.30—9 बजे) उबला चुकंदर, खीरा, गाजर, टमाटर, पत्तागोभी की सलाद।

याद रहे, छठे दिन ब्राउन राइस व टमाटर के अलावा सब्जियाँ ही खाएँ।

सातवाँ दिन

नाश्ता (8.30—9 बजे) 1 कटोरी ब्राउन राइस, 1 से 2 गिलास पानी।

मिड मॉर्निंग मील (10.30—11 बजे) 2 टमाटर, 2 गिलास पानी।

दोपहर का आहार (1 बजे—1.30 बजे) 1 कटोरी ब्राउन राइस अन्य सब्जियों के साथ, दो गिलास पानी।

चाय के समय में (4—4.30 बजे) जीरा-नमक के साथ 2 खीरा, 2 गिलास पानी।

शाम के समय (6—6.30 बजे) 1 गिलास शिकंजी या कोई भी जूस।

रात के खाने में (8.30—9 बजे) उबला चुकंदर, खीरा, गाजर, टमाटर, पत्ता गोभी की सलाद।

□

41

आहार संबंधी भ्रांतियाँ

कैलोरी की कोई अहमियत नहीं होती

यह एक गलत धारणा है। वजन घटाने संबंधी कारोबार में इस भ्रांति का धड़ल्ले से प्रयोग किया जाता है। हकीकत यही है कि वजन घटाने या बढ़ाने संबंधी कार्यक्रम में कैलोरी की काफी अहमियत होती है। शरीर का एक पाउंड फैट घटाने के लिए आपको 3,500 कैलोरी की मात्रा आहार से घटानी पड़ती है। लेकिन जब आप फैटवाले व सामान्य प्रोटीन और कार्बोहाइड्रेट-युक्त आहार लेते हैं तो कैलोरी गिनने की जरूरत नहीं रह जाती।

फ्रैश डाइट से वजन घटाया जा सकता है

यह एक गलत धारणा है। वजन घटाने के लिए नियमित रूप से व्यायाम व शारीरिक परिश्रम करना आवश्यक है। व्यायाम के जरिए शरीर में मौजूद कैलोरी की खपत होती है और मस्तिष्क के एपेटाइट कंट्रोल तंत्र का नियमन भी हो पाता है। व्यायाम की वजह से शरीर का मेटाबॉलिज्म सुधरता है, रक्तचाप नियंत्रित होता है। कसरत से सेहत अच्छी बनी रहती है।

शाम की तुलना में सवेरे ज्यादा खाने से वजन घटता है

यह एक गलत धारणा है। शरीर भोजन को पचाते समय इस बात में फर्क नहीं करता कि भोजन का वक्त बचा है। प्रतिदिन जितनी कैलोरी ग्रहण करते हैं, उसी से आपका वजन भी निर्धारित होता है।

अंगूर जैसी चीजें खाने से कैलोरी की खपत होती है

यह एक गलत धारणा है। पाचन की प्रक्रिया के दौरान खाद्य पदार्थों से शरीर को ऊर्जा मिलती है; मगर ऐसा कोई खाद्य पदार्थ नहीं है, जिससे प्राप्त होने वाली ऊर्जा शरीर के वजन को घटा सके।

मोटापे से बचने के लिए धूम्रपान नहीं छोड़ना चाहिए

यह एक गलत धारणा है। धूम्रपान छोड़ने से आरंभ में जो वजन बढ़ता है, उसे संतुलित आहार और कसरत के जरिए घटाया जा सकता है। लेकिन धूम्रपान से फेफड़े व हृदय को होनेवाले नुकसान को कभी ठीक नहीं किया जा सकता।

धीरे-धीरे या जल्दी-जल्दी खाने से वजन पर कोई प्रभाव नहीं पड़ता

यह एक गलत धारणा है। जब व्यक्ति धीरे-धीरे प्रत्येक ग्रास को अच्छी तरह चबाकर खाता है तो शरीर का मेटाबॉलिज्म मस्तिष्क में मौजूद भूख को नियंत्रित करनेवाले तंत्र का नियमन कर पाता है और भूख को घटा सकता है। धीरे-धीरे खाने से मस्तिष्क में मौजूद एपेटाइट तंत्र को संतुष्ट किया जा सकता है और कम भोजन से संतुष्टि हासिल की जा सकती है। जल्दी-जल्दी खाने से वजन नहीं बढ़ता। चूँकि मोटे लोग जल्दी-जल्दी खाना पसंद करते हैं, वे एपेटाइट तंत्र को कार्य करने का मौका ही नहीं नहीं देते और अनाप-शनाप खाते रहते हैं।

□

42

कैसे घट सकता है बुजुर्गों का वजन?

बुजुर्गों का वजन आसानी से बढ़ता है

- व्यक्ति की जब उम्र बढ़ने लगती है तब आसानी से उसका वजन भी बढ़ने लगता है, क्योंकि शरीर में मेटाबॉलिज्म की प्रक्रिया धीमी हो जाती है।
- युवाओं की तुलना में बुजुर्ग व्यक्ति को भोजन पचाने में अधिक समय लगता है।
- जैसे-जैसे हमारी उम्र बढ़ती जाती है, हमारे शरीर में पाचन में सहायक कुछ एंजाइम की मात्रा घटती जाती है। ऐसी स्थिति में वसा-युक्त आहार को पचा पाना कठिन हो जाता है।
- वसा-युक्त भोजन ग्रहण करने से बुजुर्गों का वजन आसानी से बढ़ता है, क्योंकि ऐसे भोजन को उनका शरीर पचा नहीं पाता।
- इस तरह वसा-युक्त भोजन ग्रहण करनेवाले बुजुर्गों के लिए वजन घटा पाना संभव नहीं होता।
- कम कार्बोहाइड्रेट-युक्त व अधिक वसा-युक्त आहार बुजुर्गों के लिए सर्वाधिक नुकसानदेह होता है।

प्रतिदिन 30 ग्राम से ज्यादा वसा का सेवन न करें

- प्रति ग्राम वसा में 9 कैलोरी होती है, वहीं प्रति ग्राम कार्बोहाइड्रेट व प्रोटीन में 4 कैलोरी होती है।
- आहार में अतिरिक्त वसा की वजह से दिल की बीमारी, मधुमेह व कैंसर जैसे रोग पैदा होते हैं।
- जब आहार में कम वसा को शामिल किया जाता है तो शरीर में पहले से जमा वसा ईंधन के रूप में नष्ट होने लगता है। इस तरह बुजुर्ग व्यक्ति के लिए वजन घटाना संभव होता है।

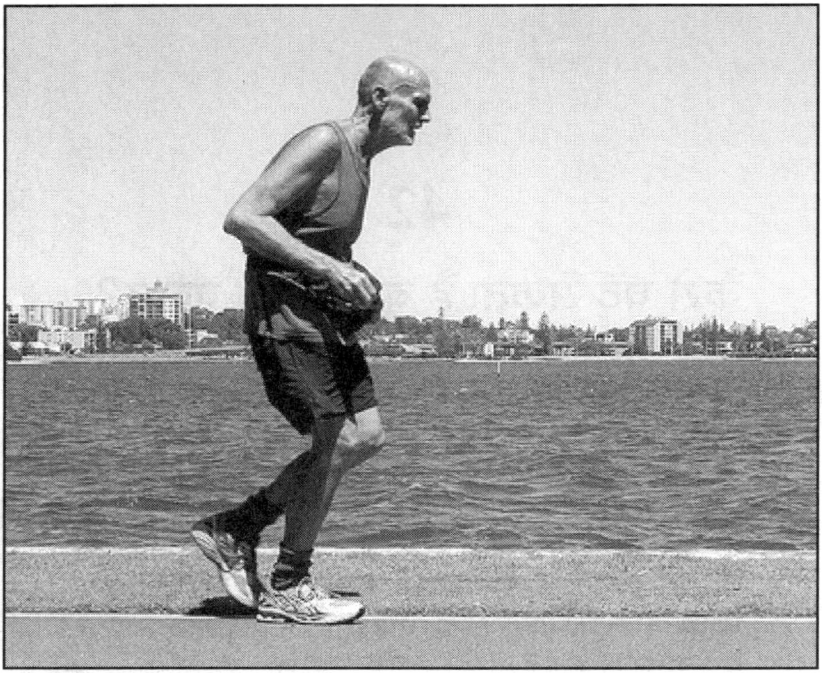

- अगर बुजुर्ग व्यक्ति को अपना वजन घटाना है तो उसे रोजाना 30 ग्राम से ज्यादा वसा का सेवन नहीं करना चाहिए।
- विभिन्न खाद्य पदार्थों में पाए जानेवाले वसा की तालिका के आधार पर प्रतिदिन के आहार में शामिल फैट का हिसाब रखा जा सकता है।

प्रतिदिन आधा घंटा टहलें

- अच्छी सेहत बनाए रखने के लिए और बिना अधिक पसीना बहाए वजन घटाने के लिए पैदल टहलना एक आदर्श व्यायाम है।
- पैदल चलने से एक घंटे में शरीर की 3,500 कैलोरी खर्च होती है। इस तरह 10 घंटे पैदल चलकर आप शरीर का एक पाउंड वजन घटा सकते हैं।
- पैदल टहलने से शरीर में चयापचय की प्रक्रिया तेज होती है और कैलोरियों की खपत तेजी से होने लगती है।
- प्रतिदिन आधा घंटा टहलने से आपके शरीर की पर्याप्त कैलोरी खर्च हो जाएगी। आप चाहें तो 15 मिनट सुबह और 15 मिनट शाम के वक्त टहल सकते हैं।

□

43

ऐसी गलतियों से बचें

यह तो सब जानते हैं कि अपनी क्षमता से अधिक खाना और क्षमता से काफी कम काम करना हमें मोटापे की ओर धकेलता है। पेट तो एक बैंक की तरह है। जो हम खाते हैं, वह कैलोरी के रूप में इकट्ठा हो जाता है। जो हम श्रम करते हैं, वह कैलोरी के रूप में खर्च करते हैं। अगर हम बैंक में ज्यादा डालेंगे और निकालेंगे कम तो वह जमा होता जाएगा। आइए जानते हैं कि किन बातों को ध्यान में रखकर मोटापे को नियंत्रित रखा जा सकता है—

- कैलोरी का सेवन कम करें। शरीर को कम कैलोरी मिलेगी तो वह पहले से जमा कैलोरी का प्रयोग करेगा।
- कैलोरी को अधिक खर्च करें। व्यायाम और श्रम कर हम कैलोरी को खर्च कर सकते हैं।
- तनाव और दबाव कम लें। अकसर लोग तनाव या दबाव के कारण अधिक खाना खाते हैं। जो गलतियाँ हम अकसर करते हैं—कम बार खाना, खूब खाना—अकसर हम लोग बार-बार खाने से बेहतर एक ही बार पेट भर खाना चाहते हैं। उस समय खूब भूख लगी हो तो हम कैलोरी का ध्यान न रखते हुए पेट भरने तक खाते जाते हैं। परिणाम होता है वजन का बढ़ना।
- अगर हम प्रात: 8.30 बजे नाश्ते के बाद 11.30 बजे कुछ पौष्टिक पदार्थ खा लेते हैं जैसे फल व अंकुरित अनाज आदि, तो दोपहर दो बजे तक भूख कम लगेगी और हम कम खाएँगे। ऐसे ही दोपहर के खाने के बाद सीधा रात्रि में भोजन न करें। बीच में 4.30—5.00 बजे दो बिस्किट या भुना चना चाय के साथ ले सकते हैं। रात्रि में भूख कम लगेगी और भारी खाना भी नहीं खाया जाएगा।
- कई लोग सप्ताह भर अपने खाने पर नियंत्रण करते हैं, क्योंकि काम के साथ वे

ऐसा कर लेते हैं, पर सप्ताह के अंत में डटकर खाते हैं और मोटे हो जाते हैं। उन्हें लगता है कि सप्ताह भर खाना सीमित खाया है, दो दिन छककर खाने से क्या अंतर पड़ता है। यह सोच गलत है। पूरे हफ्ते संयम बरतने के बाद दो दिन में इतना खाने भर से शरीर में कैलोरी का भंडार इकट्ठा हो जाता है। इससे पूरे हफ्ते का संयम बेकार हो जाता है।

- अधिकतर लोगों की आदत होती है कि खाने के बाद कुछ मीठा हो जाए; पर यह सेहत के लिए बिलकुल ठीक नहीं। भोजन में कार्बोहाइड्रेट घुला होता है। उसके बाद मीठा लेना नुकसान पहुँचाता है। कैलोरी की मात्रा असामान्य रूप से बढ़ जाती है।
- अगर आप मीठा खाने के शौकीन हैं तो किशमिश और सौंफ या गुड़ ले सकते हैं। थोड़ी मात्रा में गुड़ से शरीर को आयरन प्राप्त होता है। सौंफ से पचाने में सहायता मिलती है और किशमिश सीधे ग्लूकोज में नहीं बदलती।
- शुगर फ्री खाद्य पदार्थ बाजार में काफी मात्रा में उपलब्ध हैं। लोग शुगर फ्री लेना पसंद करते हैं। प्राकृतिक मीठे में बने खाद्य पदार्थों के स्थान पर शुगर फ्री का सेवन लंबे समय तक करना ठीक नहीं है, क्योंकि शुगर फ्री में कृत्रिम मिठास होती है, जो देर तक लेने से नुकसान पहुँचाता है। बार-बार छोटी-छोटी मात्रा में कुछ-न-कुछ खाते रहने से भी मोटापा बढ़ता है। लोग सोचते हैं कि एक टॉफी या चॉकलेट खाने से क्या फर्क पड़ता है, पर शरीर को कैलोरी तो मिलती ही है। अगर आप डार्क चॉकलेट के शौकीन हैं तो एक छोटा टुकड़ा ही लें या फिर वेफर वाली चॉकलेट खाएँ। नमकीन के स्थान पर भुने हुए मुरमुरे, काले चने और नॉर्मल पॉपकॉर्न ले सकते हैं।

□

44

कैसे कम करें अतिरिक्त चरबी

हो सकता है कि कई लोगों ने जिम में घंटों पसीना बहाया हो या केवल एक खीरा या तरबूज के सहारे जिंदा रहने की कोशिश भी की हो। सच तो यह है कि वजन कम करने का केवल यही एक तरीका तो नहीं है कि या तो आप अपना मुँह बंद रखें या थककर चूर हो जाने तक जिम में मेहनत करते रहें। दरअसल, स्वस्थ शरीर के लिए कुछ स्वस्थ आदतों को अपनाने की जरूरत है—

दृढ़ इच्छा-शक्ति

वजन कम करने के लिए आपकी योजना की पूरी सफलता आपकी दृढ़ इच्छा-शक्ति तथा मनोवृत्ति पर ही निर्भर करती है। बहुत से लोग शिकायत करते हैं कि कड़े व्यायाम और आहार नियंत्रण के बावजूद उन्हें इस मामले में कोई सफलता नहीं मिली। वास्तविकता तो यही है कि अगर आप पक्का इरादा कर चुके हैं तो इस जंग को जीतने का रास्ता भी खुला है।

तर्कसंगत लक्ष्य

तीन महीने में 10 किलो वजन घटाने की कोशिश करना, जबकि आपने कभी आहार नियंत्रण या व्यायाम न किया हो, हर तरह से वास्तविकता परे है। यह किसी भी तरह से तर्कसंगत नहीं है। दरअसल ऐसे कार्यक्रम, जिनमें बहुत मेहनत करनी पड़े और जो आपकी जीवन-शैली के अनुरूप नहीं हैं, भला कैसे सफल हो सकते हैं! इसलिए बेहतर तो यही है कि आपको धीरे-धीरे वजन घटाने की कोशिश करनी चाहिए। इस मामले में जल्दबाजी करना गलत है।

आवश्यक व्यायाम

आपकी उम्र चाहे कुछ भी हो, अपने दैनिक जीवन में आप व्यायाम को महत्त्वपूर्ण

स्थान दें। व्यायाम का तरीका तैराकी, टेनिस खेलना, तेज चलना या एरोबिक्स—कुछ भी हो सकता है। इससे बेहतर कुछ नहीं है कि घर के कामकाज के बीच ही अपनी कमर को कम करें। इसके अलावा यह भी जरूरी है कि एक ही तरह के व्यायाम न करें। एकरसता खत्म करने के लिए जॉगिंग के स्थान पर तैराकी तथा टेनिस आदि खेलने के लिए समय निकालना चाहिए। कोई नया व्यायाम शुरू करते समय यह ध्यान रखें कि उसका समय कम रखा जाए। इसे शुरुआत में 10 मिनट तक करें। बाद में 30 से 45 मिनट तक भी किया जा सकता है।

आहार नियंत्रण

वजन कम करने के लिए आपको अपनी आहार को कम करना पड़ेगा। बहुत कम खाना खतरनाक हो सकता है। इससे थोड़ा सा फर्क आप जरूर महसूस कर सकते हैं, लेकिन जैसे ही आप दोबारा खाना शुरू करते हैं तो जितना वजन घटाया था, उससे अधिक बढ़ा लेते हैं। अच्छे भोजन का आनंद लेना और मीठा खाना पसंद करना अच्छी बात है, लेकिन संयम बरतें।

आराम-तलब न बनें

अगर आप जिम में बहुत मेहनत करते हैं, लेकिन पूरा दिन आपका बैठे रहने का काम है तो आप हमेशा जितना वजन कम करेंगे, उससे अधिक बढ़ाते रहेंगे। कुरसी पर बैठकर काम (डेस्क वर्क) करनेवाले लोगों के सामने कुछ कसरतों को लेकर समस्या आती है। टी.वी. देखने या इंटरनेट सर्च करने के लिए भी बैठे रहना पड़ता है। अगर आप स्वस्थ रहना चाहते हैं तो खूब चलें। अपने लिए पानी का गिलास स्वयं उठाकर लें। लिफ्ट को छोड़ सीढ़ियों का ही प्रयोग करें।

□

45

क्या ऑपरेशन के सहारे वजन घटाना सुरक्षित है?

मोटापा घटाने के लिए लोग अनेक तकनीकें अपनाते हैं, जिससे वे भी चुस्त और फिट लगें; लेकिन कई बार उनकी तकनीकें उन पर भारी पड़ जाती हैं। कई लोग तो अपने मोटापे से इतना परेशान हो जाते हैं कि वे ऑपरेशन तक करवा लेते हैं। लेकिन सवाल यह उठता है कि क्या सर्जरी से मोटापा कम करना सुरक्षित है? क्या मोटापा घटाने के लिए ऑपरेशन सही तरीका है? इतना ही नहीं, मोटापा घटाने के लिए अपनाई गई इन तकनीकों के कई दुष्प्रभाव भी हैं। मोटापा घटाने के लिए करवाए गए ऑपरेशन क्या बार-बार करवाने पड़ते हैं? इस तरह के कितने ही सवाल यहाँ महत्त्वपूर्ण हैं। तो आइए, जानें, क्या ऑपरेशन के सहारे मोटापा कम करना सुरक्षित है?

क्या है मोटापा घटानेवाली सर्जरी

- दरअसल, मोटापे से छुटकारा पाने के लिए सर्जरी की मदद ली जाती है। इससे शरीर के किसी एक हिस्से, जिसमें चरबी सबसे अधिक बढ़ी होती है, उसे कम कर दिया जाता है। इतना ही नहीं, यदि शरीर के किसी एक हिस्से में चरबी कम है तो उस हिस्से में चरबी बढ़ाई भी जा सकती है।
- मोटापे को कम करने के लिए वेरियाट्रिक सर्जरी भी की जाती है। इस सर्जरी का प्रयोग उन्हीं लोगों के लिए होता है, जिनका वजन उनकी लंबाई के हिसाब से 30-40 किलो अधिक हो। इस सर्जरी का लाभ यह है कि इस सर्जरी के बाद लगभग 60 किलो वजन छह महीने के दौरान अपने आप कम हो जाता है। दरअसल, वेरियाट्रिक सर्जरी के दौरान आमाशय के 80 फीसदी हिस्से को काट दिया जाता है।

- आज के तकनीकी युग में दुनिया भर में लोग ऐसी सर्जरी करवा रहे हैं। कुछ लोग काया को सुडौल बनाने के लिए ऐसी सर्जरी करवाते हैं।

मोटापा कम करनेवाली सर्जरी से होनेवाले फायदे

- मोटापे के साथ ही व्यक्ति को कई और बीमारियाँ; जैसे—डिप्रेशन, उच्च रक्तचाप, मधुमेह इत्यादि हो जाती हैं। सर्जरी के बाद इन समस्याओं से छुटकारा मिल जाता है।
- मोटापा कम होते ही आप पहले से अधिक सक्रिय हो जाते हैं।
- मोटापे के कारण पैदा होनेवाला चिड़चिड़ापन और कार्यक्षमता में कमी जैसी समस्याएँ दूर हो जाती हैं।

सर्जरी के नुकसान

- मोटापा कम करने के लिए करवाए जाने वाले ऑपरेशन जहाँ एक तरफ फायदेमंद होते हैं वहीं इनका नुकसान भी कम नहीं। ऑपरेशन के बाद भी आपको अपनी जीवन-शैली में सुधार लाना होता है।
- यदि आप सर्जरी के बाद भी निष्क्रिय जीवन-शैली अपनाते हैं तो आपका मोटापा दोबारा बढ़ सकता है।
- यह सर्जरी बहुत ही महँगी होती है और इसे जल्दी करवाया नहीं जा सकता।
- इस सर्जरी के बाद आपको खाना पचाने में मुश्किल होती है। इतना ही नहीं, आपको भूख भी बहुत कम लगती है, क्योंकि भूख जगानेवाला हार्मोंस काम करना बंद कर देता है।
- कई बार लोगों को 2-3 बार सर्जरी करवानी पड़ जाती है।

□

46

सर्दियों में कैसे रखें वजन को नियंत्रित

सर्दियों का मौसम है खाने का मौसम। आप अपनी सेहत को लेकर कितने ही सतर्क क्यों न हों, लेकिन इस मौसम में आलस कहीं-न-कहीं आपको घेर ही लेता है। नतीजतन इस मौसम में वजन बढ़ने की संभावना काफी अधिक हो जाती है। ऐसे में आपको अपनी दिनचर्या के प्रति जरा अधिक सजग होना पड़ता है। आइए, जानते हैं कि सर्दियों में वजन को कैसे नियंत्रित रखा जा सकता है।

व्यायाम जारी रखें

सर्दियों के मौसम में बिस्तर छोड़ने का मन ही नहीं करता। लेकिन आपको इस

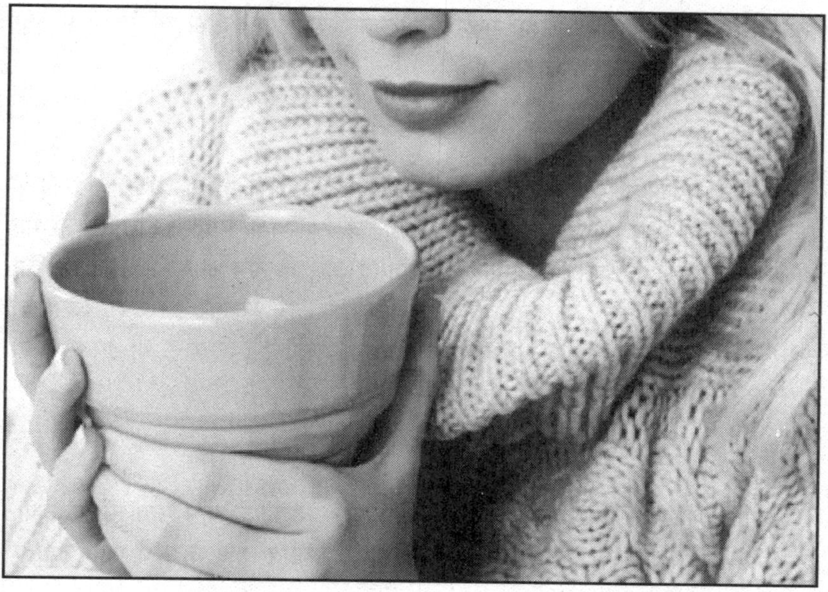

मोह से आजाद होना पड़ेगा। जरूरी है कि इस मौसम में आप अपनी सेहत दुरुस्त रखने के मद्देनजर कसरत को अनदेखी न करें। अगर किसी वजह से आप बाहर नहीं जा सकते तो घर पर ही व्यायाम जरूर करें। सर्दियों में आलस्य और वजन बढ़ने से रोकने का यह सही तरीका है।

रेशेदार आहार

इस मौसम में अकसर दिल हर समय कुछ–न–कुछ खाने को करता है। इस दौरान आपको सावधान रहने की जरूरत है। जब भी भूख लगे तो आप जंक फूड की बजाय पौष्टिक आहार का ही सेवन करें। खासकर फाइबर–युक्त फल और सब्जियों का अधिक–से–अधिक सेवन करें। इससे पेट तो भरा ही रहेगा, साथ ही जंक फूड खाने की आपकी इच्छा भी काबू में रहेगी।

सक्रिय रहें

इस मौसम में काम करने की इच्छा कम हो जाती है; लेकिन अपनी रोजमर्रा की जिंदगी में बदलाव लाकर आप खुद को सक्रिय रख सकते हैं। इसी बहाने आपका वजन भी काबू रहेगा और सेहत भी दुरुस्त रहेगी; जैसे—अगर आप सुबह घूमने नहीं जा पाए हैं तो शाम को बाजार पैदल चले जाएँ या फिर ऑफिस के लिए जरा जल्दी निकलकर थोड़ा पैदल चल लें। कुछ नया सीखने या अपने शौक को बढ़ाने का यही सही समय है। सर्दियों के दौरान नृत्य व खेलकूद जैसी किसी भी गतिविधि से आप अपनी स्वास्थ्य बरकरार रख सकते हैं।

चाय-कॉफी पर रखें काबू

सर्दियों में अकसर चाय और कॉफी का सेवन अधिक किया जाता है। भले ही सर्द हवाओं के बीच गरमागरम चाय और कॉफी की चुस्कियाँ कितनी ही दिल को भाने वाली क्यों न हों, लेकिन इनमें मौजूद निकोटिन और कैफीन आपकी सेहत के लिए अधिक फायदेमंद नहीं है। इनसे बहुत तेजी से कैलोरी बढ़ती है। वहीं चीनी की अधिक मात्रा भी बेतहाशा वजन बढ़ाने का काम करती है। हो सके तो इनकी जगह लेमन या मिंट चाय का ही सेवन करें।

पानी है जरूरी

सर्दियों में हमें कम प्यास लगती है। लिहाजा हम काफी कम मात्रा में पानी पीते हैं, लेकिन अपनी पाचन–क्रिया दुरुस्त के लिए हमें पर्याप्त मात्रा में पानी पीना चाहिए।

पानी ठंडा लगता है तो ग्रीन टी, हर्बल टी या ब्लैक टी का विकल्प भी चुन सकते हैं। बेहतर रहेगा कि आप इनमें चीनी का इस्तेमाल न करें।

शराब न कर दे सेहत खराब

सर्दियों में कई बार लोग अल्कोहल का सेवन अधिक करते हैं, जो सेहत के लिहाज से बिलकुल ठीक नहीं है। इससे वजन तो बढ़ता ही है, साथ ही अन्य कई बीमारियाँ भी घेर लेती हैं। ऐसे में वजन पर नियंत्रण रखने के लिए जरूरी है कि आप अधिक अल्कोहल का सेवन न करें। इस प्रकार अतिरिक्त कैलोरी से आप बचे रहेंगे।

□

47

कहीं आपकी दवाएँ तो नहीं बढ़ा रहीं वजन?

अकसर हम वजन बढ़ने को अपने खान-पान और दिनचर्या से जोड़कर देखते हैं, लेकिन कई बार इसके कई अन्य कारण भी हो सकते हैं। इनमें से दवाएँ भी एक कारण हैं, जो वजन बढ़ाने का काम कर सकती हैं।

1. स्टेरॉयड

कुछ जीवन-रक्षक दवाएँ भी वजन बढ़ाने का काम करती हैं। विशेषज्ञों का कहना है कि अस्थमा और आर्थराइटिस के मरीजों को दी जानेवाली स्टेरॉयड दवाओं का लंबे समय तक सेवन करने से वजन बढ़ने का खतरा रहता है। माइग्रेन और मिरगी के लिए दी जानेवाली दवाओं से भी वजन बढ़ता है।

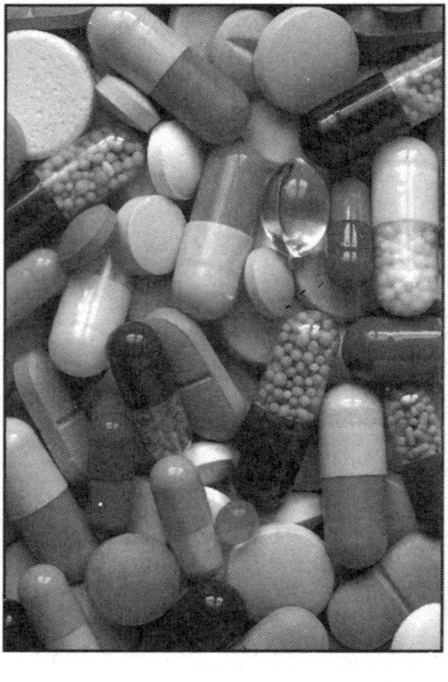

कई लोग विटामिन या मल्टीविटामिन की गोलियों का सेवन करते हैं; लेकिन डॉक्टर की उचित सलाह के बिना इन दवाओं का सेवन न सिर्फ वजन बढ़ाता है, बल्कि शरीर में कई अन्य तरह के विकार भी पैदा होने का खतरा रहता है। ये दवाएँ शरीर में मेटाबॉलिज्म को अधिक सक्रिय कर देती हैं। इसका असर लोगों की भूख पर पड़ता है और वे ज्यादा खाने लगते हैं। फलस्वरूप उनका वजन बढ़ने लगता है; लेकिन सिर्फ दवाएँ ही इसके

लिए जिम्मेदार नहीं होतीं। कई बार मरीज डॉक्टर की सलाह को गंभीरता से नहीं लेता। इसके चलते भी अधिक वजन की समस्या सामने आती है।

2. गर्भ-निरोधक गोलियाँ

कई गर्भ-निरोधक गोलियाँ भी वजन बढ़ाने का काम करती हैं। कई बार इन दवाओं के विपरीत प्रभाव के चलते महिलाओं में वजन बढ़ने की समस्या सामने आती है। महिलाओं में अधिक वजन का असर उनकी कमर, जाँघ और छाती पर होता, इसीलिए ऐसी दवाओं का सेवन करने से पहले अपने डॉक्टर से सलाह लेना जरूरी है।

मानसिक रोग की दवाओं से बढ़ सकता है वजन

डिप्रेशन की दवाएँ लंबे समय तक लेना भी वजन बढ़ने के पीछे का अहम कारण हो सकता है। मनोरोगी कई बार उग्र और हिंसक व्यवहार करने लगता है। मरीज के ऐसे व्यवहार को नियंत्रित करने के लिए एंटीसाइकोटिक दवा देना जरूरी हो जाता है। इन दवाओं में ऐसे रसायन होते हैं, जो उसके शरीर और दिमाग को राहत देते हैं। इससे उन्हें ज्यादा नींद आती है और उनका वजन बढ़ने लगता है। ऐसे मरीजों को नियमित रूप से अपने डाक्टर की सलाह लेते रहना चाहिए, ताकि दवाओं में उचित बदलाव किया जा सके। इसके लिए जरूरी है कि मरीज नियमित व्यायाम करता हो। कसरत के जरिए वह अपना वजन नियंत्रित कर सकता है।

वेट मशीन पर रखें निगाह

जब आप कोई नई दवा खाना शुरू करते हैं या किसी दवा का सेवन बंद कर देते हैं तो उस समय अपने वजन पर ध्यान रखें; क्योंकि असामान्य रूप से वजन का बढ़ना या घटना—दोनों ही किसी गंभीर बीमारी का संकेत देते हैं।

थाइरॉइड हारमोन की कमीया हायपो थाइराइड की दशा भी वजन बढ़ जाता है। माना जाता है कि कसरत और डाइटिंग के बावजूद कोई भी इनसान एक महीने में 10 प्रतिशत से ज्यादा वजन नहीं घटा सकता। मिसाल के तौर पर अगर किसी का वजन 70 किलोग्राम है तो वह एक महीने में 7 किलो से ज्यादा वजन नहीं घटा सकता। अगर एक महीने के भीतर इससे ज्यादा वजन घटने लगे तो बिना देर किए डॉक्टर से संपर्क करें।

□

48

चयापचय को समझना जरूरी है

हमारे शरीर को भोजन से मिलनेवाली शक्ति (ऊर्जा) एक शारीरिक प्रक्रिया के माध्यम से प्राप्त होती है। इस शारीरिक प्रक्रिया को चयापचय (मेटाबॉलिज्म) कहा जाता है। मेटाबॉलिज्म रासायनिक प्रतिक्रियाओं का एक समूह है, जो शरीर के कोशाणुओं में उत्पन्न होता है। ये कोशाणु भोजन में से ईंधन को उस ऊर्जा में परिवर्तित करते हैं, जिस ऊर्जा का उपयोग शरीर में होनेवाली सभी प्रमुख प्रक्रियाओं को संपन्न कराने में किया जाता है; जैसे—शारीरिक गतिविधि, विकास, मानसिक तर्क-वितर्क की प्रक्रियाएँ। एक संपूर्ण भोजन में सभी पक्षों—कार्बन, हाइड्रोजन, नाइट्रोजन, सल्फर, फास्फोरस और अन्य दूसरे अकार्बनिक अवयव—का समावेश होना चाहिए। कार्बोहाइड्रेट, वसा और प्रोटीन के द्वारा प्रमुख अवयवों की आपूर्ति होती है।

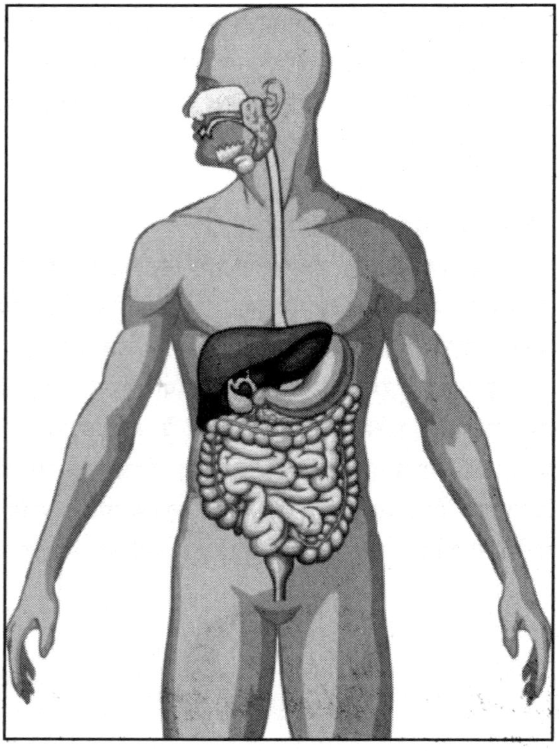

यह उन दीर्घ कणों (कार्बोहाइड्रेट, वसा और प्रोटीन) का चयापचय या

रस प्रक्रिया (मेटाबॉलिज्म) है, जिनको पचाया जाता है, जिसे तोड़ा जाता है और जिनके छोटे-छोटे घटकों में ऑक्सीकरण किया जाता है। तब ये शरीर के कोशाणुओं द्वारा किए जाते हैं और जब ये कण निश्चित किण्वक (एंजाइम) के द्वारा क्रियाशील किए गए चयापचय (मेटाबॉलिज्म) क्रिया में विभिन्न रास्तों से होकर गुजरते हैं और कणों को ऊर्जा में परिवर्तित किया जाता है।

कार्बोहाइड्रेट्स मेटाबॉलिज्म का अर्थ है स्टार्च (अनाज का सत्त्व), सुक्रोज (चीनी) और लैक्टोज (दुग्ध शर्करा)। कार्बोहाइड्रेट्स अत्यधिक छोटे-छोटे विभागों (यूनिट) का निर्माण करता है, जैसे—ग्लूकोज (अंगूर से निकाली गई शक्कर), फ्रुकटोज (फलों से निकाली गई शक्कर) और गालाक्टोज (दुग्ध संबंधी)। भोजन के पचने से प्राप्त मोनोसचराइड्स को नस के द्वारा आँत से जिगर (लीवर) तक पहुँचाया जाता है। इनका उपयोग सभी ऊतकों (टिश्यू) द्वारा ऊर्जा के लिए सीधे तौर पर किया जा सकता है या इन्हें जिगर (लीवर) या मांसपेशियों में ग्लाइकोजेन के रूप में कुछ समय के लिए जमा किया जा सकता है या फिर चरबी, अमीनो एसिड (अम्ल) और अन्य जैविक मिश्रणों के रूपों में परिवर्तित किया जाता है। सामान्य तौर पर कार्बोहाइड्रेट्स शरीर को उसकी आवश्यकता का आधे से अधिक हिस्से की ऊर्जा प्रदान करता है।

ग्लूकोज (अंगूर से निकाली गई शक्कर) के एक कण के मेटाबॉलिज्म (रस प्रक्रिया) से ए.टी.पी. (ऊर्जा का मुख्य स्रोत) के 31 कण उत्पन्न होते हैं। तब एटीपी से निकली हुई ऊर्जा जैविक कार्य के लिए उपयोग में लाई जाती है। कार्बोहाइड्रेट्स रस प्रक्रिया ग्लाइकोसिस के साथ शुरू होती है, जो ग्लूकोज या ग्लाइकोजेनेसिस से ऊर्जा निकालती है। अतिरिक्त ग्लूकोज को ग्लाइकोजेज में बदलने की प्रक्रिया को ग्लाइकोजेनेसिस कहा जाता है। (यह प्रक्रिया खाने के कई घंटों के बाद या रात भर में संपन्न हो सकती है।) यह प्रक्रिया लीवर में हो सकती है या मांसपेशियों में ग्लूकोज-6-फास्फेट की अनुपस्थिति में हो सकती है।

ऐसे स्रोतों के माध्यम से, जो कार्बोहाइड्रेट्स के स्रोत न हों, ग्लूकोज का निर्माण करने की प्रक्रिया को 'ग्लूकोनेओजोनोसिस' कहा जाता है; जैसे—जब कार्बोहाइड्रेट की सीमित मात्रा का सेवन किया गया हो, तब कुछ निश्चित अमीनो एसिड और चरबी का विघटन होता है।

प्रोटीन में कार्बन, हाइड्रोजन, ऑक्सीजन, नाइट्रोजन और कभी-कभी अन्य अणु विद्यमान रहते हैं। प्रोटीन का मेटाबॉलिज्म पाचन की एक आवश्यक प्रक्रिया है। कोशिकाओं में पहुँचने के लिए पाचन क्रिया प्रोटीन को तोड़कर अमीनो एसिड और सरल डेरिवेटिव मिश्रण में बदल देती है। यदि अमीनो एसिड की मात्रा शरीर की जैविक जरूरतों के हिसाब से अधिक है तो बाद में इनका उपयोग 'ऊर्जा मेटाबॉलिज्म'

के लिए किया जाता है। सभी आवश्यक अमीनो एसिड के मेटाबॉलिज्म के लिए लीवर मुख्य स्थान है। बीमारी के दौरान या बहुत दिनों तक भूखे रहने के दौरान जब ऊर्जा के लिए भोजन की आपूर्ति पर्याप्त नहीं होती है तो शरीर में विद्यमान प्रोटीन को तोड़ा जाता है।

□

49

समझिए बी.एम.आई. को

यह जानना बेहद जरूरी है कि असल में स्वस्थ किसे कहें। इसका सीधा उपाय है बी.एम.आई. यानी बॉडी मास इंडेक्स। स्वस्थ व्यक्ति के लिए डब्ल्यू.एच.ओ. ने 25 और भारत सरकार ने 23 बी.एम.आई. तय किया है; क्योंकि भारतीयों के शरीर में पश्चिमी देशों के लोगों के मुकाबले 5 फीसदी फैट ज्यादा होता है।

कैसे निकालें बी.एम.आई.

बॉडी मास इंडेक्स = वजन (किलो में)/लंबाई (मीटर में)^2

अगर आपका वजन 60 किलो है और लंबाई 160 सेंटीमीटर यानी 1.6 मीटर है तो बी.एम.आई. = 60/1.6×1.6=60/2.56=23.4 (यानी आप फिट हैं)

1.23 या इससे कम — स्वस्थ
2.24 से 25 — ओवर वेट
3.26 से 30 — मोटे
4.30 से ज्यादा — बेहद मोटे
5.19 से नीचे — अंडरवेट

कमर की चौड़ाई से जोखिम का पता लगाएँ

आप ओवरवेट हैं या नहीं, यह पता लगाने का बी.एम.आई. अच्छा तरीका है। अगर आपका बी.एम.आई. तय सीमा से ज्यादा है तो इसका मतलब है कि आपका वजन ज्यादा है। लेकिन क्या आपको पता है कि अगर शरीर के कुछ खास हिस्सों में अतिरिक्त चरबी एकत्रित हुई तो यह और भी ज्यादा नुकसानदेह हो सकती है।

कमर के पास मौजूद चरबी बाकी जगहों पर मौजूद चरबी के मुकाबले कहीं ज्यादा खतरनाक है। अगर किसी के दूसरे अंगों के मुकाबले पेट पर चरबी ज्यादा

है तो इससे मधुमेह और दिल की बीमारियाँ होने की आशंका बढ़ जाती है। कमर पर ज्यादा चरबी तो नहीं है, यह जानने के लिए वेस्ट साइज देखा जा सकता है, जो इस तरह है—

महिलाओं के लिए

सामान्य — 32 इंच से कम
ज्यादा — 32 से 35 इंच
बहुत ज्यादा — 35 इंच से ज्यादा

पुरुषों के लिए

सामान्य — 37 इंच से कम
ज्यादा — 37 इंच से 40 इंच
बहुत ज्यादा — 40 इंच से ज्यादा

□

50

गर्भावस्था के बाद वजन कैसे घटाएँ

गर्भावस्था के बाद महिलाओं में अतिरिक्त वजन कम करने और शरीर को सुडौल बनाने की ललक रहती है। हालाँकि यह काम इतना आसान नहीं। इसीलिए गर्भावस्था के बाद वजन घटाने के लिए महिलाओं को जरा व्यावहारिक रुख अपनाने की जरूरत है। उनमें धैर्य, लगन और सकारात्मक दृष्टिकोण भी होना आवश्यक है। जीवन-शैली में सकारात्मक परिवर्तन लाए बिना तो इस लक्ष्य को पाया ही नहीं जा सकता।

गर्भावस्था के बाद वजन कम करने के लिए आहार

- उचित सलाह और व्यायाम गर्भावस्था के बाद वजन घटाने में महत्त्वपूर्ण योगदान देते हैं। गर्भावस्था के बाद वजन कम करने के लिए आपको अपने आहार और खाने की आदतों में कुछ परिवर्तन करने की जरूरत है।
- अपने भोजन में रेशेदार आहार को शामिल करें। साबुत अनाज, भूरे रंग के चावल और फल फाइबर के अच्छे स्रोत हैं। घुलनशील फाइबर आपके पाचन-तंत्र से अत्यधिक कोलेस्ट्रॉल, चीनी और स्टार्च के अवशोषण को रोकने में मदद करता है। जई, राई और जौ कुछ अच्छे घुलनशील फाइबर हैं। फाइबर का सेवन करने से गर्भावस्था के बाद वजन

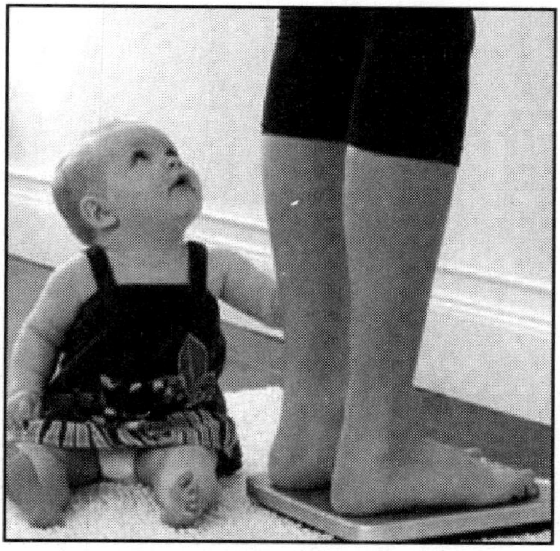

कम करने में मदद मिलती है।

- खूब पानी पिएँ। इससे आपके शरीर को विषाक्त पदार्थ को निकालने में मदद मिलेगी और आपका वजन भी कम होगा। भोजन से कुछ समय पहले पानी जरूर पिएँ। पानी भूख पर नियंत्रण रखने में मदद करता है।
- गर्भावस्था के बाद फलों को आहार में जरूर शामिल करें।
- वजन कम करने के लिए सप्ताह में तीन बार सूप का सेवन करें। यह पौष्टिक होता है और कैलोरी को कम करता है।
- चॉकलेट, हॉट चॉकलेट जैसी चीजें बिलकुल न खाएँ। चॉकलेट में अधिक कैलोरी होती है।
- अपनी आहार योजना बनाएँ, जिसमें विटामिन, कैल्शियम, प्रोटीन, कैलोरी इत्यादि को सही रूप में शामिल करें।
- जंक फूड का त्याग करें।
- अधिक मेहनत किए बगैर वजन कम करने के लिए जूस, फलों का रस, सूप, पानी आदि तरल पदार्थों का अधिक मात्रा में सेवन करना चाहिए।
- रात में सोने से दो घंटा पहले खाना खाएँ और खाने के बाद टहलने जरूर जाएँ। इससे आपको अतिरिक्त कैलोरी की खपत करने में मदद मिलेगी।
- वजन कम करने के लिए दवाएँ लेने की जगह एंटी ऑक्सीडेंट से भरपूर चीजों का सेवन करें। ग्रीन टी, लेमन टी का नियमित रूप से सेवन करें।

□

51

योगासन द्वारा वजन घटाएँ

वजन कम करने का सबसे सटीक और सरल तरीका है योग। ये आसन वजन कम करने में मददगार हैं—

कपालभाति—साँस को तेजी से नाक से बाहर फेंकें, जिससे पेट अंदर-बाहर जाएगा। 5-10 मिनट करें। हाई बीपी वाले धीरे-धीरे करें और कमर दर्द वाले कुरसी पर बैठकर करें।

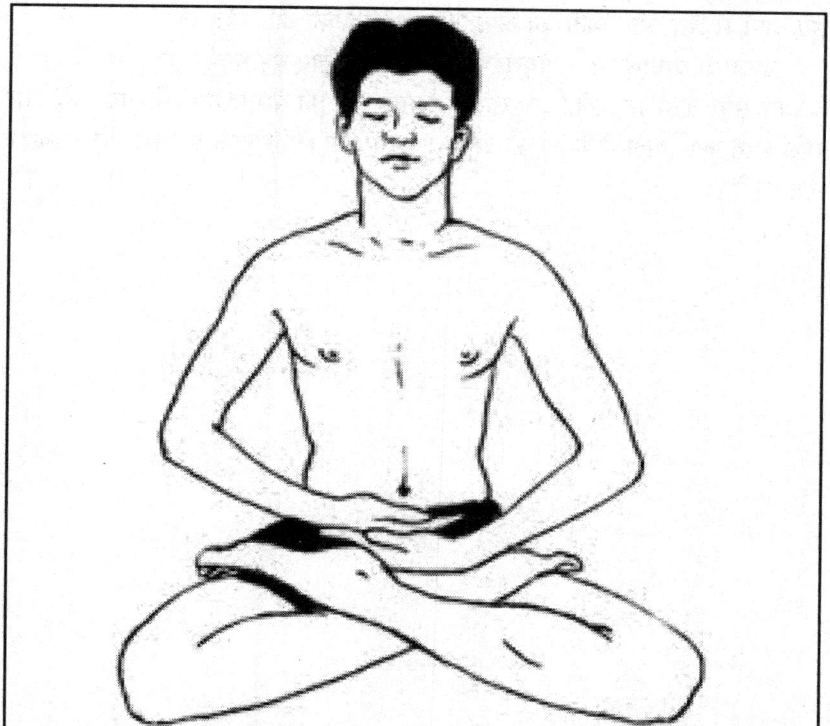

अग्निसार—खड़े होकर पैरों को थोड़ा खोलकर हाथों को जंघाओं पर रखें। साँस को बाहर रोक दें। फिर पेट की पंपिंग करें यानी पेट अंदर खींचें, फिर छोड़ें। स्लिक डिस्क, हाई बी.पी. या पेट का ऑपरेशन करा चुके लोग इसे न करें।

ऊर्ध्व हस्तोत्तानासन—खड़े होकर पैरों को थोड़ा खोलें। हाथों की उँगलियों को फँसाकर सिर के ऊपर उठा लें। साँस निकालें और कमर को बाईं तरफ झुका लें। इसी प्रकार दूसरी ओर भी करें।

द्रुत उत्तानपादासन—कमर के बल लेटकर हाथों को जंघाओं के नीचे जमीन पर रखें। दोनों पैरों को 90 डिग्री तक ऊपर उठाएँ। इस प्रकार जमीन पर बिना टिकाए बार-बार पैरों को ऊपर-नीचे करते रहें। कमर दर्द वाले इसे न करें।

हृदय स्तंभासन—कमर के बल लेटकर हाथों को जंघाओं के ऊपर रखें। साँस भरकर पैरों को उठाएँ। सिर और कमर को उठाएँ। इस दौरान शरीर का भार हिप्स पर रहेगा।

द्विपाद साइकिलिंग—कमर के बल लेटे-लेटे ही दोनों पैरों को मिलाकर एक साथ साइकिलिंग की तरह घुमाएँ। थकान होने तक लगातार घुमाते रहें। हाथों को कमर के नीचे रखें।

भुजंगासन—पेट के बल लेटकर दोनों हाथों को हिप्स के नीचे रखें। साँस भरते हुए आगे से सिर और छाती को ऊपर उठाकर पीछे की ओर मोड़ लें।

उज्जायी प्राणायाम—थायरॉइड के मरीजों के लिए यह काफी फायदेमंद है। सीधे बैठकर साँस बाहर निकालें। अब साँस भरते हुए गले की मांसपेशियों को टाइट करें और साँस भरते जाएँ। गले से घर्षण की आवाज करते जाएँ। फिर नाक से साँस धीरे से बाहर निकाल दें। □

52

धूम्रपान छोड़ने के बाद भी रखें वजन पर काबू

सिगरेट पीने से वजन कम होता है, ऐसा कई लोग मानते हैं और इसी बात का बहाना बनाकर वे सिगरेट छोड़ने से बचते रहते हैं। लेकिन, सिगरेट स्वास्थ्य के लिए कितनी खतरनाक है, यह तो हम सभी जानते हैं। वजन बढ़ने के डर के चलते अगर हम सिगरेट जैसी स्वास्थ्य के लिए खतरनाक वस्तु को छोड़ने से बच रहे हैं, तो यह भला कहाँ तक ठीक है!

सबसे अच्छा तरीका यह है कि सिगरेट छोड़ने के साथ-ही-साथ आप शारीरिक परिश्रम शुरू कर दें। व्यायाम न केवल आपका वजन नियंत्रण में रखेगा, बल्कि आपको अन्य कई स्वास्थ्य समस्याओं; जैसे—फेफड़े में कैंसर और दमे जैसी बीमारियों से भी बचाए रखेगा।

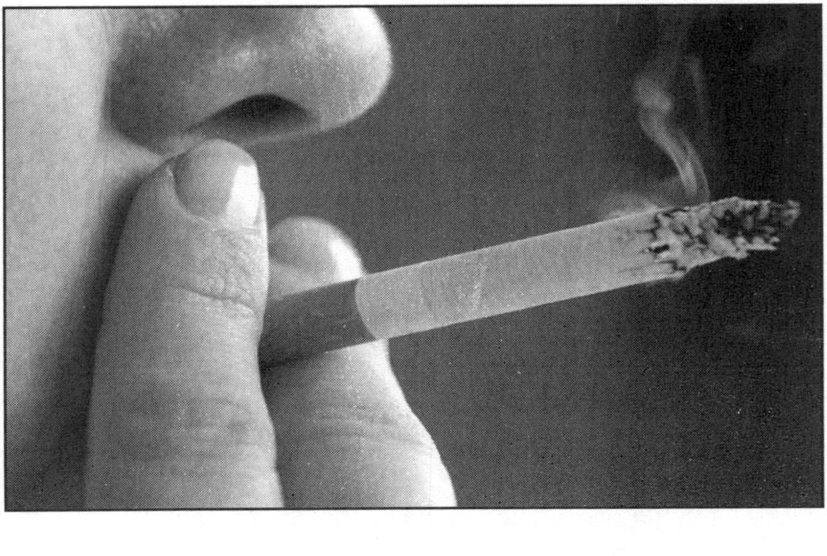

धूम्रपान और वजन बढ़ना

धूम्रपान करने से शरीर की कैलोरी खर्च होती है। जब आप सिगरेट छोड़ देते हैं तो आपकी भूख और पाचन-तंत्र सामान्य हो जाता है। इसके चलते आप जिस अनुपात में खाते हैं, उस अनुपात में शरीर से कैलोरी खर्च नहीं होती। नतीजतन वजन बढ़ने लगता है।

सिगरेट छोड़ने के बाद भोजन का स्वाद लेने की आपकी क्षमता भी बढ़ जाती है। यह खाने को आपके लिए और आकर्षक बना देता है और परिणामस्वरूप आप ज्यादा खाने लगते हैं। सिगरेट छोड़ने के बाद लगनेवाली भूख मिटाने के लिए कई व्यक्ति आमतौर पर स्नैक्स का सहारा लेते हैं, जिससे उनका वजन और बढ़ जाता है।

धूम्रपान छोड़ने के बाद वजन नियंत्रित रखने के लिए शारीरिक क्रिया-कलाप करना बेहद जरूरी है। अब क्योंकि आप धूम्रपान छोड़ चुके हैं तो आपको अपने शरीर में जमा अतिरिक्त वसा को कम करने के लिए जरा अतिरिक्त मेहनत करने की जरूरत है। अगर आप मांसपेशियाँ नहीं बनाना चाहते हैं तो आपको बेहद कड़ी मेहनत कर बहुत अधिक पसीना बहाने की जरूरत नहीं है। रोजाना कुछ देर तक तेज टहलना ही आपके लिए काफी होगा। सिगरेट छोड़ने के प्रतिगामी प्रभाव, जैसे—पसीना आना, परेशान रहना, सिरदर्द और गले में सूजन आदि से व्यायाम आपको दूर रख सकता है।

ऐसी आहार योजना तैयार करें, जिसमें फलों और सब्जियों की मात्रा काफी अधिक हो। भोजन की छोटी-छोटी मात्रा ही खाएँ। मांस और अन्य उच्च कैलोरी आहार जैसे पास्ता, सफेद ब्रेड और सफेद चावल आदि से परहेज करें। चीनी-युक्त भोजन और अल्कोहल से भी दूरी रखें, क्योंकि इनमें काफी मात्रा में कैलोरी होती है।

□

53

प्राकृतिक चिकित्सा, आयुर्वेद और होम्योपैथी से वजन घटाएँ

नेचरोपैथी

1. ***मसाज व स्टीम*** **:** मसाज के लिए शीशम, ओलिव या सरसों का तेल और जड़ी-बूटियोंवाला पाउडर इस्तेमाल किया जाता है। इसके बाद स्टीम दी जाती है।

2. ***कटि-स्नान*** **:** इसके लिए व्यक्ति को अलग-अलग तापमान के पानी में बैठाया जाता है। इससे कब्ज से छुटकारा मिलता है।

3. ***स्पेशल पैक*** **:** शरीर पर स्पेशल पैक लगाए जाते हैं। जमीन से दो फीट नीचे से निकाली गई मिट्‍टी से मड पैक तैयार किया जाता है, जो शरीर से जहरीले पदार्थों को निकालता है।

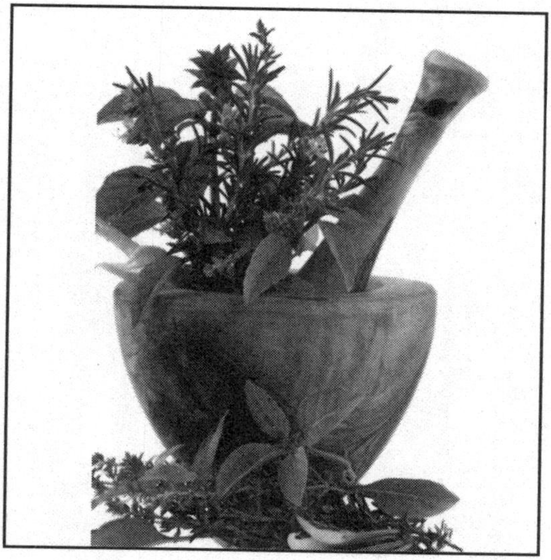

आयुर्वेद

आयुर्वेद में इलाज मुख्यत: जड़ी-बूटियों पर आधारित होता है। यह करीब-करीब नेचरोपैथी जैसी ही है। इसमें भी मसाज और स्टीम आधारित तकनीक होती है। मसाज के लिए अदरक, कुलष्ठा व दूसरी बूटियों को तेल में या पाउडर में घोलकर इस्तेमाल किया जाता है, फिर स्टीम दी जाती है। खास पैक

भी लगाया जाता है। इन सब तरीकों से चरबी पिघल जाती है। आयुर्वेद में आमतौर पर 10–15 सिटिंग में 5 किलो तक वजन घट सकता है। इसका फायदा यह है कि शरीर ढीला नहीं पड़ता और वजन अचानक वापस नहीं आता। डॉक्टर की सलाह से त्रिफला, आरोग्यवर्धिनी, घृतकुमारी आदि दवाएँ भी ले सकते हैं।

होम्योपैथी

खाना खाने के बाद दिन में तीन बार 10–15 बूँदें फायटोलफा डिकंड्रा क्यू या फ्यूकस वेस क्यू चौथाई कप पानी में लें। कैल्फेरिया कार्ब की 4–5 गोलियाँ भी दिन में तीन बार ले सकते हैं। ये दवाएँ वसा कम करती हैं और नियमित लेने पर दो–तीन महीने में असर दिखने लगता है। इन दवाओं का कोई दुष्प्रभाव नहीं है। फिर भी चिकित्सक की सलाह से लेना बेहतर है।

□

54

बिना दूध की चाय पीएँ

लोग वजन घटाने के लिए नए-नए तरीके आजमाते हैं; लेकिन अगर आप मोटापे से लड़नेवाले तत्त्वों को अधिक महत्त्व देंगे तो निश्चित रूप से आपका वजन कम होने लगेगा। चाय के फायदे बहुत हैं। यह तरोताजा रखती है और आपकी सुस्ती भगाती है; लेकिन क्या आप जानते हैं कि चाय में पाया जानेवाला एंटी ऑक्सिडेंट वजन घटाने के लिए कारगर है—

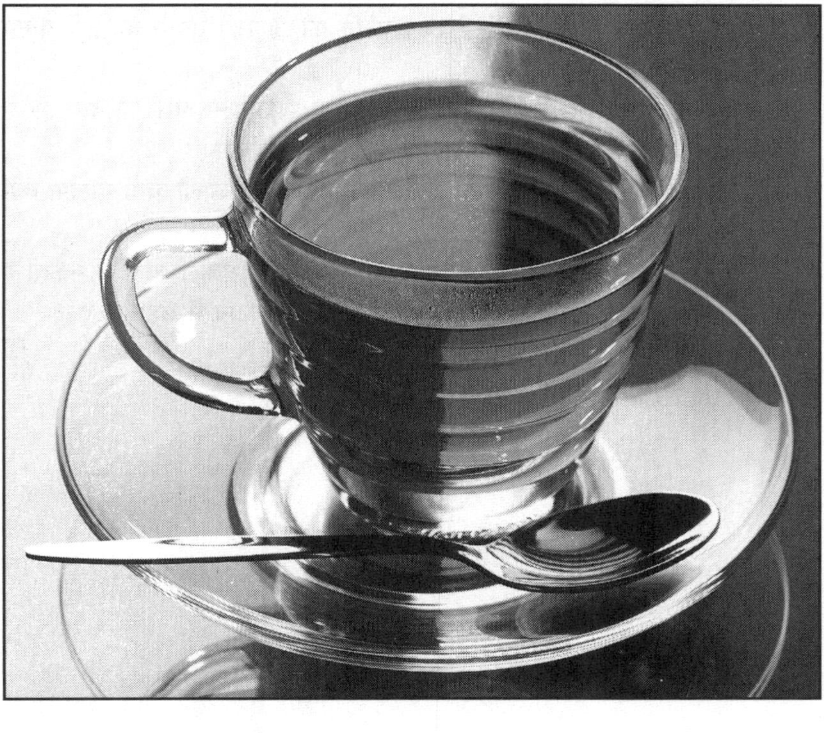

- हालाँकि चाय में पाए जानेवाले एंटी ऑक्सिडेंट वजन घटाते हैं, लेकिन इसके असर को दूध काफी हद तक खत्म कर देता है। यानी दूध वाली चाय से एंटी ऑक्सिडेंट का असर खत्म हो जाता है।
- दूध की चाय पीने से वजन बढ़ता है। आमतौर पर चाय में वसा कम करने के कई तत्त्व होते हैं, लेकिन चाय में दूध मिलाते ही चाय में वसा कम करने की क्षमता घट जाती है।
- चाय में पाए जानेवाले और वजन घटाने में प्रभावशाली थीपलेविंस और थिरोविविंस जैसे तत्त्वों का असर दूध कम कर देता है। दरअसल, चाय में मौजूद ये तत्त्व शरीर की चरबी घटाने और कोलेस्ट्रॉल कम करने में सहायक होते हैं, लेकिन दूध में प्रोटीन की मात्रा अधिक होने के कारण इनका प्रभाव कम हो जाता है।
- आमतौर पर चाय से फायदा मिलता है, लेकिन दूध डालते ही चाय से मिलने वाले लाभ तो खत्म हो ही जाते हैं, साथ ही दूध से मिलनेवाले प्रोटीन का असर भी खत्म हो जाता है।
- यदि आप चाय के शौकीन हैं और अपना वजन कम करना चाहते हैं तो चाय में दूध कतई न मिलाएँ। इससे वजन घटाने की आपकी तमाम कोशिशें बेकार साबित होंगी।
- दूध वाली चाय से बिना दूध वाली चाय का पड़नेवाला असर तो कम हो ही जाता है, इससे स्वास्थ्य को भी कोई लाभ नहीं पहुँचता।
- शोधों से भी साबित हो चुका है कि ब्लैक टी यानी काली चाय मोटापा कम करने में कारगर है।

यानी हम कह सकते हैं कि वजन घटाने के लिए बिना दूधवाली चाय लाभकारी है और शरीर में मौजूद अतिरिक्त चरबी और कोलेस्ट्रॉल को घटाने में सहायक है।

□

55

आहार नियंत्रण द्वारा वजन घटाना सही नहीं

अकसर वजन घटाने के लिए डाइटिंग का सहारा लेनेवाले व्यक्तियों का स्वास्थ्य गड़बड़ा जाता है, क्योंकि इसमें उन्हें खाना-पीना छोड़ना पड़ता है। डाइटिंग का मतलब यह नहीं है कि आप पूरी तरह खाना-पीना छोड़ दें और अपना स्वास्थ्य खराब कर लें। इससे त्वचा अपनी प्राकृतिक चमक खो देती है और चेहरे पर थकान उभरकर आने लगती है तथा शरीर में चुस्ती-फुरती नहीं रह जाती।

खाना-पीना छोड़कर भला कैसे सक्रिय रहा जा सकता है! इसलिए पहले तो यह जान लें कि आपकी उम्र के अनुसार आपका क्या वजन होना चाहिए। इसके लिए किसी चिकित्सक की राय लें, तभी आगे कुछ करें। लेकिन यदि डाइटिंग किए बगैर ही मोटापे को नियंत्रित कर लिया जाए तो इससे बेहतर और क्या होगा? इससे आपका वजन भी नहीं बढ़ेगा और खाना-पीना पूरी तरह छोड़ना नहीं पड़ेगा। इसके लिए सिर्फ कुछ उपाय ही अपनाने पड़ेंगे। ये उपाय आपकी दिनचर्या में शामिल होंगे—

- अपने खाने-पीने में तली-भुनी चीजें न रखें। इनसे परहेज करें।
- भोजन में हरी सब्जियाँ शामिल करें।
- रोज सुबह टहलने के लिए भी कुछ समय निकालें।
- सुबह उठकर एक गिलास नींबू पानी लें। मोटापा बढ़ाने में आलू और चावल मुख्य भूमिका निभाते हैं, अत: उन्हें कम-से-कम खाएँ।
- नियमित रूप से व्यायाम करें। इससे भी वजन नियंत्रित होगा।
- समय से सोएँ और पूरी नींद लें।
- कोल्ड ड्रिंक से परहेज रखें। इसमें कैलोरी की मात्रा अधिक होने से वजन

बढ़ता है।

- अत्यधिक मीठा खाने से बचें।
- अपने भोजन में हरी पत्तेदार सब्जियाँ व सलाद जरूर लें।
- चॉकलेट, पेस्ट्री, कॉफी आदि का सेवन न करें।
- बाजार जाते हुए किसी वाहन का प्रयोग न करें। जितना हो सके, पैदल चलें।
- घर के काम स्वयं ही करने की कोशिश करें।

□

56

वजन कम करने के घरेलू नुस्खे

- शाम के भोजन के बाद अपने परिवार के साथ आसपास ही कहीं घूम आएँ।
- बैठे-बैठे टी.वी. न देखते रहें। टी.वी. 'मोटापे' का दुश्मन है। यह आपकी कैलोरी नहीं खाता, सिर्फ आपका समय खाता है।
- बच्चों को खेलते हुए सिर्फ देखें ही नहीं, उनके साथ कभी-कभी खुद खेलें भी।
- पास की दुकान पर ही नहीं, अगली कॉलोनी के ब्यूटी सैलून अथवा सुपर मार्केट के लिए पैदल ही रवाना होइए। बात-बात में वाहनों का मुँह न देखें।
- सप्ताहांत में अपना स्कूटर या अपनी कार खुद धोएँ। बगीचे में पौधों की देखभाल करें। घर की सफाई करें। कुछ नहीं तो बैठकर अलबम में फोटो लगाएँ। यह रिमोट कंट्रोल लेकर टी.वी. के सामने पसरे रहने से ज्यादा हितकारी होगा।

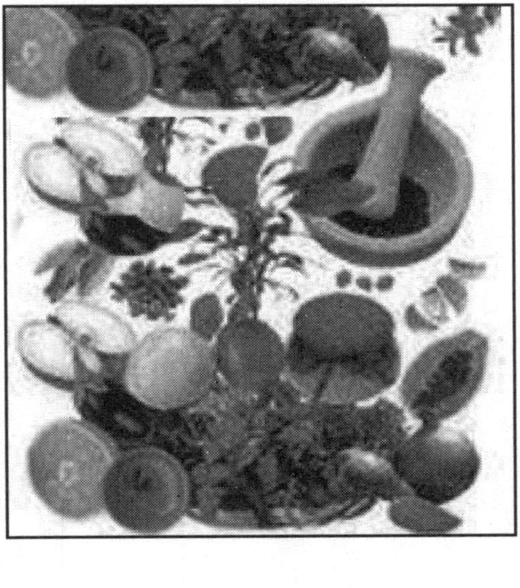

- कभी-कभी मित्रों के साथ बैडमिंटन जैसा आउटडोर गेम भी खेलें। कभी-कभी क्रिकेट के चौके-छक्के लगाएँ।
- नहाने के बाद अपना तौलिया बिस्तर पर फेंकने के बजाय धूप में सुखा आएँ। उठने के बाद अपने बिस्तर को स्वयं तह करें। पानी किसी से माँगने की

जगह खुद ही उठकर पिएँ।

- लिफ्ट के बजाय सीढ़ियों का इस्तेमाल करें।
- मकान इक्का-दुक्का मंजिला वाला हो तब भी दिन में कई बार सीढ़ियाँ चढ़ने-उतरने से हिचकिचाएँ नहीं।

आप शायद नहीं जानते, देखने में ये छोटी-छोटी बातें किस तरह अतिरिक्त ऊर्जा खर्च करने में मददगार साबित हो सकती हैं।

□

57

वजन घटाने में सहायक है खाने का सही तरीका

आज की भाग-दौड़ भरी और तनावग्रस्त जीवन-शैली से जूझते लगभग सभी लोग अपने स्वास्थ्य को लेकर बहुत परेशान रहते हैं। उनकी इस परेशानी का सबसे बड़ा कारण अपने खान-पान को लेकर लापरवाही बरतना है। भागम-भाग वाले जीवन में आज लोग पूरी तरह फास्ट फूड पर निर्भर हो गए हैं, जो खाने और बनने में भले ही बहुत आसान हो, लेकिन स्वास्थ्य की दृष्टि से ये नकारात्मक ही सिद्ध होते हैं। ऐसा खाना वजन तो बढ़ाता ही है, साथ ही अंदरूनी क्रियाओं के लिए भी हानिकारक सिद्ध होता है।

आज के युवाओं की चिंता की सबसे बड़ी वजह ही उनका बढ़ता वजन है। अति व्यस्त दिनचर्या होने के कारण वे अपने शरीर को तंदुरुस्त रखने के लिए न तो शारीरिक व्यायाम के लिए थोड़ा समय निकाल पाते हैं और न ही अपने आहार में जरूरी तत्त्वों की ओर ध्यान दे पाते हैं। लेकिन अगर आप ऐसा सोचते हैं कि वजन के बढ़ने का कारण सिर्फ यह फास्ट फूड और असंतुलित आहार ही है, तो आपकी यह जानकारी आधी-अधूरी ही है। यह कोई जरूरी नहीं है कि अगर आप घर पर बना पौष्टिक और संतुलित खाना ही खाते हैं तो आपका वजन बिलकुल नहीं बढ़ेगा। आपका वजन बढ़ना या नियंत्रित रहना जितना आपके आहार पर निर्भर करता है, उससे कहीं ज्यादा यह इस बात पर निर्भर करता है कि आप अपना खाना खाते कैसे हैं।

अगर आप अपना खाना सही तरीके से चबाकर खाने की अपेक्षा जल्दी-जल्दी निगलेंगे तो इससे आपका शारीरिक भार अनियंत्रित तरीके से बढ़ता रहेगा।

एक नए शोध में यह बात सामने आई है कि अगर आप अपना खाना चबाकर नहीं खाते तो भले ही आप कितना ही संतुलित आहार ग्रहण कर लें या जिम जाकर पसीना बहाएँ, आप अपने वजन पर नियंत्रण नहीं पा सकते। शोधकर्ताओं ने अपने इस अध्ययन

में यह पाया कि मोटे लोगों की अपेक्षा पतले लोग खाना ज्यादा चबाकर खाते हैं, इसलिए उनका वजन नहीं बढ़ता।

एक मुख्य बात, जो इस शोध में प्रमाणित हुई है, वह यह कि पुरुषों की अपेक्षा महिलाएँ अपने खाने को ज्यादा चबा-चबाकर खाती हैं। पुरुष इस मामले में जल्दबाजी और लापरवाही ही दिखाते हैं।

वजन कम करने और खाने के सही ढंग को बताते हुए वैज्ञानिकों का कहना है कि अगर आप भोजन के हर ग्रास को 30-50 बार तक चबाकर खाते हैं तो यह आपको जल्दी ही अच्छे परिणाम दे सकता है, जबकि आमतौर पर लोग बस 10-15 बार ही चबाने का कष्ट करते हैं।

हर कौर को चबाने से आप खुद को शारीरिक और मानसिक तौर पर तंदुरुस्त महसूस करते हैं। इसके अलावा अपने दोपहर या रात के भोजन में कच्ची सब्जियाँ और मौसमी फलों को भी शामिल करना एक अच्छा विकल्प है। जब आप चबा-चबाकर खाते हैं तो इससे आपके तनाव का स्तर तो कम होता ही है, साथ ही आपका ध्यान अपने खाने पर होता है और आप अपनी आवश्यकता से ज्यादा नहीं खा पाते। इससे आप मानसिक तौर पर भी ज्यादा संतुष्ट रहते हैं।

□

58

स्वस्थ आदतें अपनाकर वजन घटाएँ

वजन के नियंत्रण के लिए आप कितनी ही प्रकार की डाइट आजमा चुके हों, पर वजन जहाँ-का-तहाँ। डाइटिंग कर-करके थक-हार गए हों या जिम में पसीना बहाकर, कभी-कभी किसी भी चीज का असर नहीं होता। हेल्थ क्लब तक में कामयाबी नहीं मिलती। विशेषज्ञों का मानना है कि वजन नियंत्रण में इन सब तरीकों को अपनाने से पहले जरूरी है कुछ स्वस्थ आदतों को अपनाना। आइए जानें, कैसे आप वजन नियंत्रण कार्यक्रम को सफल बना सकते हैं।

- किसी भी काम में सफलता का राज होता है कि आप उस कार्य के लिए कितने उत्सुक हैं। सिर्फ यह कहते रहने से कि 'मैं इतनी कसरत करता हूँ, पर कुछ फर्क नहीं पड़ता' काम नहीं चलेगा। अपने मन में यह विश्वास पैदा करना होगा कि आप सबकुछ कर सकते हैं।
- आप यह मत सोचिए कि आहार प्रबंधन और कसरत द्वारा एक महीने में ही 10 किलो वजन कम कर लेंगे। हमेशा प्रारंभ धीरे-धीरे करें और अपनी मंजिल के करीब पहुँचें। अगर आप बहुत अधिक आहार प्रबंधन और कसरत करेंगे तो उसे नियमित नहीं कर पाएँगे। वजन नियंत्रण के लिए आवश्यक है कि आप जो भी करें, वह आपकी दिनचर्या का अंग बने।
- कसरत नियमित रूप से करें। अगर एक कसरत से ऊब महसूस हो तो नई अपना लें। टेनिस, तैराकी, एरोबिक्स कुछ भी करें, जो आपको पसंद हो। जब भी आप नई कसरत पर अमल शुरू करें तो पहले कम समय अर्थात् 10-15 मिनट से प्रारंभ करें, फिर धीरे-धीरे समय सीमा बढ़ाएँ।
- आप अपने वजन पर नियंत्रण के लिए कसरत कर रहे हैं, पर इसके साथ-साथ अगर आप सक्रिय जीवन-शैली नहीं अपना रहे तो आप अपने वजन पर नियंत्रण नहीं कर पाएँगे। इसलिए टी.वी. देखने, कंप्यूटर पर अधिक काम करने के

बजाय आप चलते रहें, घूमें, कुछ खेलें। बैठे रहना आपकी कमर पर चरबी की परतें चढ़ाएगा।

- क्रेश डाइटिंग आपके स्वास्थ्य के लिए अच्छी नहीं। इसकी बजाय अपने आहार डाइट में कुछ परिवर्तन करें; जैसे—चिप्स, नमकीन के स्थान पर सलाद और स्प्राउट को अपनी आहार में जोड़ें। कम वसा-रहित भोजन बनाएँ। ग्रिलिंग, बेकिंग, स्टीमिंग करके भोजन पकाएँ, न कि तलकर या भूनकर।

रेशेदार-युक्त खाद्य पदार्थों का सेवन करें। चाय-कॉफी कम लें। इसके स्थान पर नींबू पानी लें। सब्जियों व फलों का अधिक सेवन करें। मीठे पदार्थों का कम सेवन करें। अगर पार्टी में जा रहे हैं तो पहले से कुछ खाकर जाएँ, जिससे वहाँ पर परोसे गए वसा-युक्त भोजन का सेवन करने से बच सकें।

□

59

ज्यादा सोने से घटता है वजन

अगर आप वजन घटाना चाहते हैं तो जानकारों का कहना है कि आपको भरपूर नींद लेनी चाहिए। हाल ही में हुए शोध में पता चला है कि जो लोग हर रात पाँच घंटे या उससे कम सोते हैं उनका वजन सात घंटे सोनेवालों से ज्यादा होता है। अध्ययन के मुताबिक जो लोग कम सोते हैं और ज्यादा खाते हैं, उनकी ज्यादा ऊर्जा खर्च नहीं होगी, जिससे वजन बढ़ने की समस्या होती है।

अगर आप अपना वजन नियंत्रित करना चाहते हैं तो कम सोने से कोई फायदा नहीं होगा। पहले के कई शोधों में यह बात साबित नहीं होती कि कम नींद आने से वजन बढ़ता है, लेकिन सोने को हमेशा ही हमारी प्राथमिकता में रखा गया है। हमेशा से ही डॉक्टर एक अच्छी नींद की सलाह देते आए हैं।

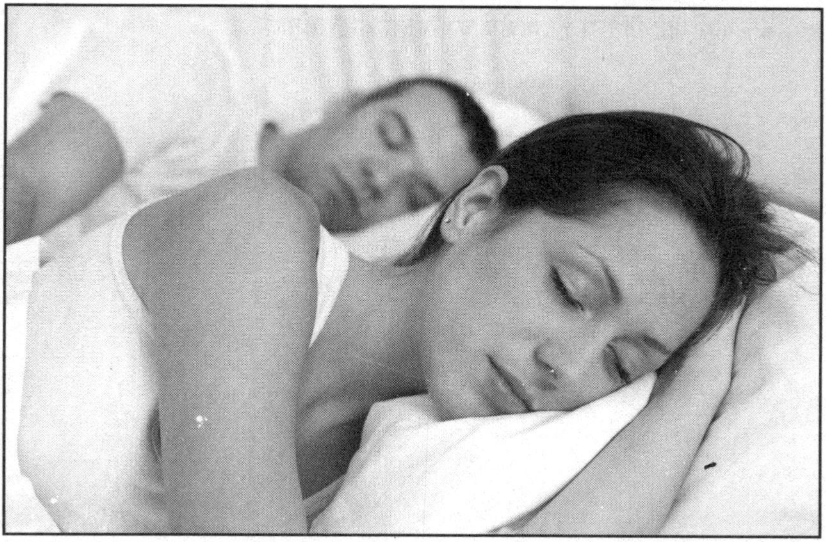

पर्याप्त नींद लेने से तनाव का स्तर तो कम होता ही है, साथ ही आपके शरीर के हर अंग को आराम भी मिलता है। आप जब तक जागते रहेंगे तब तक आपके अंदर कुछ-न-कुछ पाने की इच्छा होती रहेगी, जो आपकी पाचन शक्ति व शरीर के लिए नुकसानदेह है।

शोध के मुताबिक जो लोग कम सोते हैं, वे ज्यादा-से-ज्यादा कैलोरी लेते हैं। इसके साथ ही पर्याप्त नींद नहीं लेने से उनकी ऊर्जा का क्षय भी होता है, जिससे उनका वजन बढ़ता जाता है। इसके विपरीत जो लोग ज्यादा सोते हैं, वे उनकी तुलना में कम कैलोरी लेते हैं और सोने में ज्यादा ऊर्जा क्षय करते हैं। अध्ययन कहता है कि अगर इस बात को आम जिंदगी पर लागू किया जाए तो कम सोने पर मोटापे का खतरा बढ़ता है।

अपर्याप्त नींद लेने से वजन बढ़ने के साथ कई और समस्याएँ हो सकती हैं—

- अपर्याप्त नींद से शरीर के कार्बोहाइड्रेट का पूरा प्रयोग नहीं हो पाता और शरीर में ग्लूकोज की मात्रा बढ़ जाती है और शरीर में चरबी जमा होने लगती है।
- कम सोने से लेप्टिन का लेवल नीचे चला जाता है, जिससे शरीर में कार्बोहाइड्रेट-युक्त आहार खाने की प्रबल इच्छा होती है।
- अपर्याप्त नींद से हार्मोन की वृद्धि का स्तर घटता है, जिससे शरीर में समस्याएँ पैदा होती हैं।
- भरपूर नींद नहीं लेने से इंसुलिन बनने की प्रक्रिया में रुकावट आती है, जिससे मधुमेह का खतरा बढ़ जाता है।
- पूरी नींद आपको उच्च रक्तचाप के खतरे से बचा सकती है।
- कम नींद लेने से हृदय रोग का खतरा बना रहता है।

□

60

आहार योजना बनाएँ, वजन घटाएँ

शरीर का सुडौल आकार हम सभी चाहते हैं। यह हमारे व्यक्तित्व को भी आकर्षक बनाता है। इसके विपरीत मोटापा कई बीमारियों की पूर्व दस्तक होता है। हमारा वजन बढ़ने में तो कोई समय नहीं लगता है, परंतु वजन घटाने में अच्छे-अच्छों के पसीने छूट जाते हैं।

आजकल तो हर व्यक्ति स्वस्थ और चुस्त-दुरुस्त रहना चाहता है, जिससे वह अपने काम को स्फूर्ति व ऊर्जा के साथ कर सके। हम यदि आहार नियंत्रण की बात करें तो भला सौंदर्य-प्रेमी महिलाएँ इससे कैसे पीछे रह सकती हैं? वे तो दिन-रात आहार नियंत्रण ही करती रहती हैं, ताकि उनका शरीर सुडौल बना रहे और सौंदर्य बरकरार रहे।

वजन कम करना तो सबसे बड़ी चुनौती उन लोगों के लिए होता है, जिनका काम

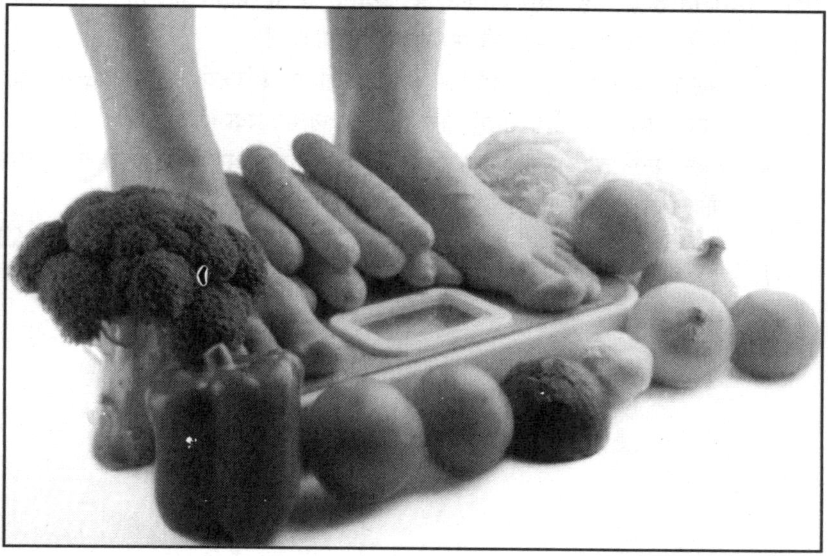

अकसर एक जगह बैठने का होता है। यदि उनका काम दिन भर कुरसी पर बैठकर काम करने का है तो उनका वजन बढ़ना स्वाभाविक है।

यदि आप दृढ़ निश्चयी हैं तो अपने वजन को आसानी से घटा सकते हैं, लेकिन यदि आप भी 'आज नहीं कल' या 'क्या करें, कंट्रोल नहीं होता' कहनेवाले लोगों में शामिल हैं तो याद रखें, आप कभी अपना वजन नहीं घटा पाएँगे।

जरूरी उपाय

- आप हर रोज के हिसाब से आहार योजना बनाएँ तथा उसी हिसाब से भोजन ग्रहण करें।
- भोजन ग्रहण करने से पूर्व एक कटोरा सूप या सलाद लेने की आदत डालें।
- यदि आप भरपूर नींद नहीं लेते हैं तो उसके कारण होनेवाली थकान से भी वजन बढ़ता है, इसलिए समय पर सोने व जागने की आदत डालें।
- बाजार के पिज्जा, बर्गर या डोसा खाने की बजाय घर पर बना भोजन करने की आदत डालें।
- भोजन करते वक्त टी.वी. देखने की आदत बहुत बुरी होती है। इससे आपका सारा ध्यान टी.वी. पर होता है और आप पेट भरने के बाद भी भोजन करते रहते हैं।
- यदि आप पार्टी, शादी, त्योहार आदि को अपना वजन बढ़ने का जिम्मेदार मानते हैं तो यह सरासर गलत है; क्योंकि ये तो आते-जाते ही रहेंगे। अपने खाने पर संयम तो आप ही को रखना पड़ेगा।
- आपको जब भी भूख लगे तब आप फलों या सब्जियों की सलाद लें। यह आपके स्वास्थ्य और सौंदर्य दोनों के लिए लाभदायक है।
- वजन घटाने का मतलब कम खाना नहीं है, बल्कि भरपेट संतुलित व पौष्टिक भोजन लेना है; इसलिए हमेशा भरपेट खाएँ।

□

61

पेट व कमर की चरबी घटाएँ

ज्यादातर लोगों को पेट और कमर के पास जमा फैट से सबसे अधिक समस्या होती है। स्लिम फिगर और फिट बॉडी होने के बावजूद पेट और कमर का मोटापा बढ़ने से कहीं आप भी तो परेशान नहीं। यदि हाँ, तो अपनाइए इन चार आसान उपायों को और फिर देखिए, कैसे कुछ ही दिनों में मोटापा छूमंतर और पेट अंदर हो जाता है।

कंधों को घुमाएँ

अपने कंधों को बारी-बारी से पीछे से नीचे की ओर घुमाएँ। यह एक साधारण मुद्रा है और पेट व कमर के पास की चरबी को घटाने में मदद करता है।

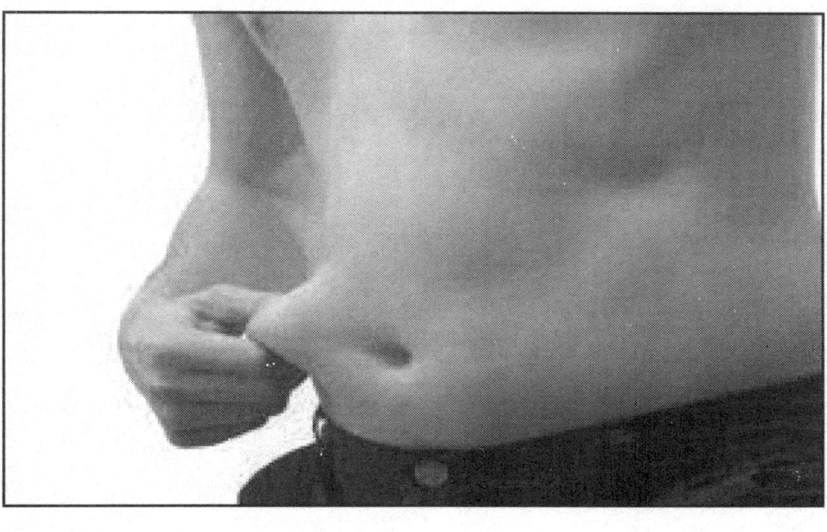

एब्स को ऊपर की ओर खींचें

एब्स को ऊपर की ओर खींचना दर्दनाक हो सकता है, लेकिन ऐसा करने से अतिरिक्त चरबी की खपत तीव्रता के साथ होती है।

सही मुद्रा

शरीर की सही मुद्रा के बारे में हम हमेशा से सुनते आए हैं, लेकिन आमतौर पर इसका पालन नहीं किया जाता। खैर, अभी भी देर नहीं हुई। सही मुद्रा पर ध्यान दें, वजन घटाने में सहायता मिलेगी।

90 डिग्री पर झुकें

कोई सामान उठाने के लिए अपनी पीठ पर जोर न दें। हमेशा 90 डिग्री के एंगल के साथ झुकें। टखने को मोड़ें नहीं। पेट की चरबी कम करने का यह भी एक अच्छा उपाय है।

□

62

कारगर नुस्खे

मोटापा कम करने के लिए कुछ लोग खुद को दिनचर्या की बंदिशों में बाँध देते हैं। आइए, हम आपको मोटापा घटाने के कुछ ऐसे छोटे-छोटे नुस्खों के बारे में बताएँ, जो बहुत ही आसान हैं—

खाने का तरीका

मोटापा घटाने के लिए अपने आहार पर तो हम सभी ध्यान देते हैं, लेकिन आहार के सेवन का क्या तरीका है, यह बात अधिक महत्त्व रखती है। खाने का सही तरीका है पहले सलाद व सब्जियाँ, उसके बाद दिन या रात का भोजन।

प्रोटीन का सेवन

सुबह के नाश्ते में प्रोटीन लें। दूध प्रोटीन का अच्छा स्रोत है, इसलिए आप सुबह एक गिलास दूध ले सकते हैं। प्रोटीन के सेवन के बाद स्नैक्स लेने से स्वास्थ्य उतना प्रभावित नहीं होता जितना खाली पेट से होता है।

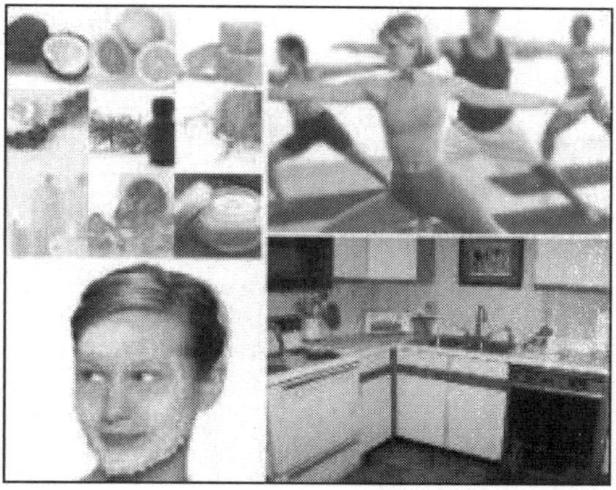

व्यायाम भी जरूरी है

व्यायाम को अपनी जीवन-शैली का हिस्सा बनाएँ। सुबह हो या शाम, कुछ समय व्यायाम को जरूर दें। जरूरी नहीं कि आप घंटों व्यायाम करें। आधे घंटे का

व्यायाम भी बहुत है। साइकिलिंग करें, खेलने जाएँ या अपने पसंदीदा संगीत पर कुछ देर नाच लें।

फलों का रस

कुछ लोगों का ऐसा मानना है कि फलों के रस से वजन कम होता है। अगर आप वजन कुछ कम करने के लिए फलों के रस का सेवन करना चाहते हैं तो गाढ़े जूस का सेवन बिलकुल न करें।

पानी की बोतल साथ रखें

अपने बैग में हमेशा पानी की बोतल रखें। पानी पीने से भी शरीर की कैलोरी खर्च होती है। प्यास लगने पर कोल्ड ड्रिंक या सोडा वाटर का सेवन नहीं करना चाहिए।

मोटापा घटाने के लिए आहार में कमी करना ठीक नहीं। मोटापा घटाना है तो आहार की संतुलिन मात्रा को समझें।

□

63

मसालेदार भोजन घटाए वजन

भोजन में यदि मसाला न हो तो खाने का मजा ही नहीं आता। लेकिन क्या आप जानते हैं कि यही मसालेदार भोजन आपका वजन कम कर सकता है?

भारतीय मसाले जैसे हलदी, लाल मिर्च, काली मिर्च आदि खाने से कई तरह के स्वास्थ्य-लाभ होते हैं और इनसे वजन भी कम होता है। मसालों में वसा और कैलोरी की मात्रा भी कम होती है। तो क्या मसाले खाकर वजन कम किया जा सकता है? आइए, जानते हैं—

1. जब भी आप मसालेदार तीखा भोजन खाते हैं, तब आपके शरीर में जमी हुई चरबी जलने लगती है। शरीर गरम हो जाता है।
2. मसालेदार भोजन करने से शरीर में तुरंत मेटाबॉलिज्म बढ़ने लगता है। आपका शरीर ऊर्जा को तेजी से तथा प्रभावी तरीके से जलाता है।

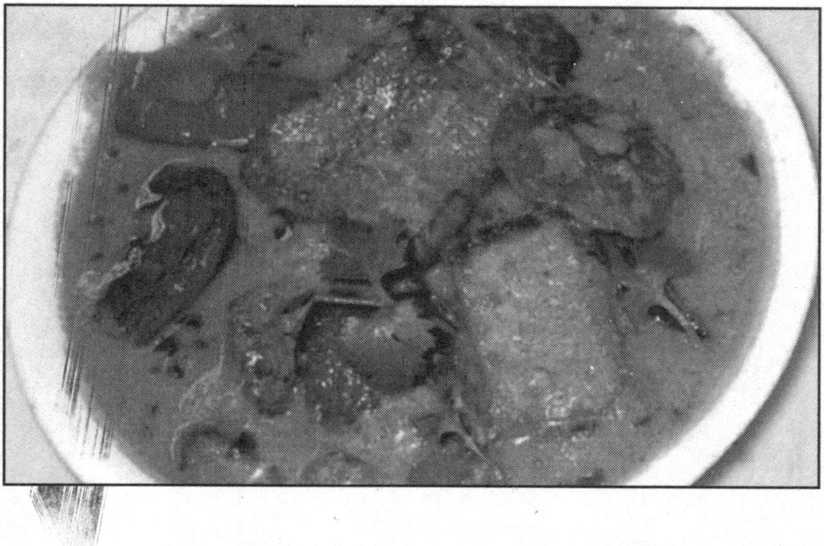

3. कुछ मसाले जैसे लाल मिर्च भूख को दबा देती है। एक बार जब आप ये मसाले खाएँगे तो आपको कुछ समय के लिए भूख नहीं महसूस होगी। यदि आप अपनी भूख को काबू में रखना चाह रहे हैं तो मसालेदार भोजन करना शुरू कर दें।
4. यदि आप साइनस, सिरदर्द, मतली या कफ से पीड़ित हैं तो मसालेदार भोजन ग्रहण कीजिए। ये नासिका के मार्ग को खोलते हैं और आपको सक्रिय बनाए रखते हैं।
5. अधिकांश मसाले में (लाल मिर्च, काली मिर्च) कैपसासिन होता है, जो मसालों को तीखा बनाता है। जब आप इनको खाते हैं तो आपके अंदर फैट नष्ट होता है और रोग प्रतिरोधक क्षमता बढ़ती है।
6. मसालेदार आहार कब्ज की समस्या को दूर करता है।

सावधानी जरूरी

- मसालेदार भोजन तब तक अच्छा है जब तक वह सीमित मात्रा में खाया जाए। ज्यादा तीखा भोजन पेट की समस्या पैदा कर सकता है; जैसे—अल्सर, पेट की गड़बड़ी, शरीर की सूजन आदि।

□

64

भोजन में करें नारियल के तेल का प्रयोग

नारियल का तेल हर घर में आसानी से उपलब्ध होता है। यह न केवल खाने का स्वाद बढ़ाने का कार्य करता है, बल्कि बढ़े हुए वजन को भी कम करने में काफी सहायक है। अगर आप भोजन के प्रति जागरूक हैं और अपने वजन को लेकर हमेशा चिंतित रहते हैं तो जरूरत है अपने खाने के तेल को बदलने की। इससे होनेवाले लाभ इस प्रकार हैं—

- नारियल का तेल आसानी से पच जाता है क्योंकि इसमें कम फैटी एसिड पाया जाता है। इसके सेवन से शरीर में चरबी इकट्ठी नहीं हो पाती।
- नारियल तेल में पाया जानेवाला ट्राइग्लिसरायड शरीर के मेटाबॉलिज्म को बढ़ाता है, जो फैटी एसिड को ऊर्जा में बदल देता है।

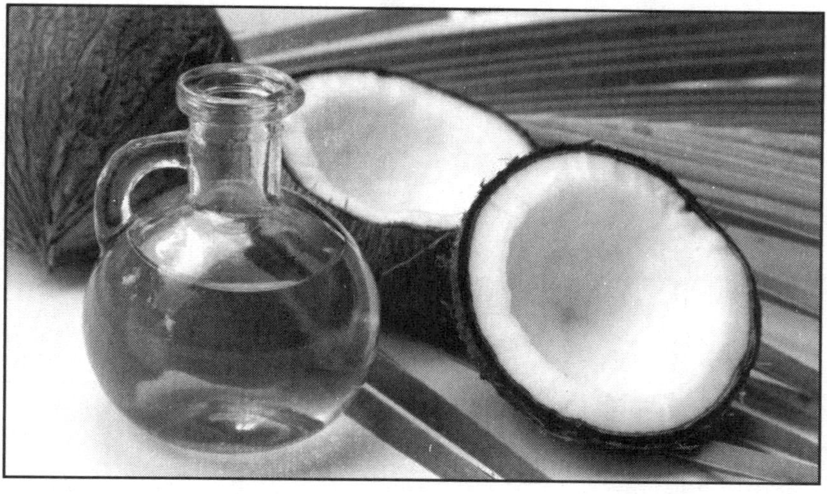

- नारियल के तेल का सेवन कर आप अपनी बार-बार भूख लगने की आदत को भी शांत कर सकते हैं। इस तेल में कार्बोहाइड्रेट और कैलोरी अधिक होते हैं, जो भूख को नियंत्रित करने में सहायक होते हैं।
- अगर आप अपने आहार को किसी अन्य तेल में तलने की बजाय सिर्फ नारियल तेल में तलेंगे तो ज्यादा आसानी से वजन कम होगा।
- अगर आपको अपना मेटाबॉलिज्म बढ़ाना है और वजन कम करना है तो एक चम्मच तेल को गरम पानी में मिलाएँ। इस पेय को कसरत करने से पहले पिएँ। आप जल्दी ही अपना वजन कम कर लेंगे।
- नारियल का तेल पाचन-क्रिया को धीमा कर देता है, जिससे भोजन को पचने में समय लगता है और भूख कम लगती है। इसके अलावा यह रक्त में ग्लूकोज को नियंत्रित करने में भी सहायक है।
- कैंडिडा एक तरह का यीस्ट है, जो वजन बढ़ाने, भूख पैदा करने और थकान बढ़ाने का काम करता है। पर नारियल के तेल के सेवन से इसके प्रभाव को कम किया जा सकता है।
- अगर आपको ज्यादा-से-ज्यादा नारियल के तेल का फायदा उठाना है तो अनरिफाइंड तेल या फिर जैविक तेल का ही प्रयोग करें।

□

65

काम की बातें

मोटापा एक ऐसी बीमारी है, जो इनसान के अंदर अन्य कई बीमारियाँ पैदा कर देती है। इससे व्यक्ति देखने में तो भद्दा लगता ही है, कुछ चीजें खाने-पीने से भी वंचित हो जाता है। अतः जरूरी है कि जल्द-से-जल्द मोटापे को कम करने की कोशिश करनी चाहिए।

- नियमित रूप से व्यायाम करें या कोई भी खेल खेलें। बैडमिंटन, क्रिकेट, टेनिस, तैराकी, वॉलीबॉल, फुटबॉल आदि खेलों से पूरे शरीर में हरकत होती है, जिससे फैट सेल्स में जमी ऊर्जा नष्ट होती है, शरीर चुस्त-दुरुस्त रहता है और अनावश्यक चरबी शरीर में जमा नहीं होती।
- कोई योग केंद्र में प्रशिक्षण लें। योग के विभिन्न आसन मोटापे को घटाने में सहायक होते हैं। धनुरासन कमर, पेट और नितंबों की चरबी को कम करता है। वज्रासन पूरे शरीर की स्थूलता को कम करता है। इसी प्रकार अन्य आसन शरीर में जमा अनावश्यक चरबी को कम करते हैं।
- मोटापे को दूर करने हेतु आप घरेलू नुस्खों को भी अपना सकते हैं। चावल के 20 ग्राम माँड में सेंधा नमक मिलाकर पिएँ। ऐसा नियमित रूप से करने से मोटापा कम होता है।
- 50 ग्राम पालक का रस लें। इसमें 10 ग्राम नींबू का रस मिलाकर रोजाना पिएँ।
- 5 ग्राम त्रिफला चूर्ण को सुबह-शाम कुनकुने पानी के साथ सेवन करें।
- जीरे और काली मिर्च को पीसकर रख लें। इसकी थोड़ी सी मात्रा सुबह-शाम खाएँ।
- खाने के प्रति सतर्क रहें। तले-भुने व वसायुक्त पदार्थों का सेवन बंद कर दें। इसकी जगह भुने चने, मुरमुरे इत्यादि का सेवन करें। फलों व सब्जियों का सेवन अधिक करें। पानी खूब पिएँ।

- कोल्ड ड्रिंक्स व चॉकलेट का सेवन न करें। कोल्ड ड्रिंक की बजाय नींबू पानी व लस्सी इत्यादि पदार्थों का सेवन किया जा सकता है।
- वसा-रहित पदार्थों का सेवन अधिक करें। तेज मिर्च-मसालेवाले खाद्य पदार्थ अधिक न खाएँ। मीठा मोटापे का दुश्मन है, अतः इसका सेवन न करें।
- चावल, चाय, कॉफी का सेवन कम-से-कम करें। चावल खाने की इच्छा हो तो माँड निकालकर खाएँ।

□

66

रचनात्मक रहकर वजन घटाएँ

हर कोई चाहता है कि वह सुंदर दिखाई दे और सुंदर दिखाई देने के लिए यह जरूरी है कि आपका शरीर सुंदर व छरहरा हो और छरहरी काया अगर चाहते हैं तो इसके लिए आपको कुछ प्रयास तो करना ही होगा। अगर आप चाहते हैं कि आपकी काया सुंदर व छरहरी हो तो सर्वप्रथम आप अपने खान-पान को नियंत्रित करें। नियंत्रण का मतलब यह नहीं कि आहार नियंत्रण शुरू करनी है। नहीं, आहार नियंत्रण करने की जरूरत नहीं पड़ेगी। यहाँ बात हो रही है कि आप कम खाएँ, पालथी लगाकर अच्छा व पौष्टिक भोजन खाएँ और जितना खाएँ उसे पचाने के लिए उचित व्यायाम व शारीरिक श्रम का खयाल रखें। अगर इतना करते रहेंगे तो कभी आहार नियंत्रण करने की जरूरत नहीं पड़ेगी।

मोटापा घटाने के लिए श्रम की बात हो रही है तो कुछ बातों का ध्यान रखें।

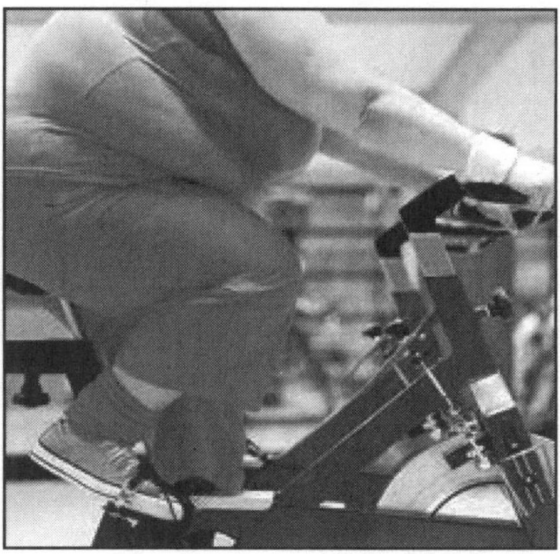

जल्दी सोएँ व जल्दी ब्राह्म मुहूर्त में जाग जाएँ। नियमित समय से तैयार होकर टहलने जाएँ। टहलते समय धीमे-धीमे अपनी चाल को तेज करने का प्रयास करें। दौड़ना एक अच्छा व्यायाम है, किंतु उसकी अपेक्षा तेज कदमों से चलना ज्यादा श्रेयस्कर होगा। लड़कियाँ अपना रस्सीकूद का खेल जारी रखें तो ज्यादा फायदेमंद है।

खेलकूद व व्यायाम का अर्थ शारीरिक श्रम ही तो है। अपने घरेलू कार्यों को नौकरों के ऊपर छोड़कर हमें दो नुकसान होते हैं। एक तो हमारा काम कभी भी हमारी तरह नहीं होगा, दूसरा जब वह काम करेगा तो हम कुरसी आलसी हो जाएँगे। इस तरह मोटापा बढ़ता जाएगा। घरेलू कार्य स्वयं करने से अतिरिक्त कैलोरी की खपत हो सकती है तथा हम स्वस्थ बने रह सकते हैं।

बहुत से लोगों की आदत होती है कि व्यापार, दफ्तर या अपना घरेलू कार्य निपटाया और लेट गए बिस्तर पर। यह एक खराब आदत है। यह बात नहीं कि आप आराम ही न करें, लेकिन हमेशा बिस्तर पर पड़े रहने से एक तो आलस्य आता है, दूसरा पाचन-क्रिया शिथिल हो जाती है। खाली समय में कोई-न-कोई रचनात्मक कार्य करके आप अपने आपको व्यस्त और शरीर को सक्रिय रख सकते हैं।

आप जितने रचनात्मक रहेंगे उतने ही व्यस्त रहेंगे। स्वस्थ शरीर में ही स्वस्थ मस्तिष्क का निवास होता है।

कुछ लोगों की एक खतरनाक आदत होती है कि जैसे भैंस जुगाली करती रहती है, उसी तरह वे भी हर समय कुछ-न-कुछ खाते ही रहते हैं। इस तरह शरीर को जरूरत के बिना ही कैलोरी मिलती है और व्यक्ति का वजन बढ़ता जाता है।

□

67

झूलन-लटकन आसन करें

मोटे लोगों के लिए झूलन-लटकन आसन रामबाण की तरह है। इससे कमर और नितंब की अतिरिक्त चरबी घटती है और शरीर में स्फूर्ति आती है।

रीढ़ शरीर की नींव है। जिस तरह कमजोर नींव पर मजबूत इमारत खड़ी नहीं हो सकती, उसी तरह कमजोर रीढ़वाले व्यक्ति कभी स्वस्थ और मजबूत नहीं हो सकते।

योग शरीर को स्वस्थ रखता है। जिस प्रकार शरीर के अन्य अंगों को मजबूत रखने के लिए योगासन की आवश्यकता है, उसी प्रकार रीढ़ को मजबूत बनाने के लिए योगाभ्यास की जरूरत है।

रीढ़ को मजबूत रखने के लिए सबसे अच्छा झूलन-लटकन आसन है। इस आसन

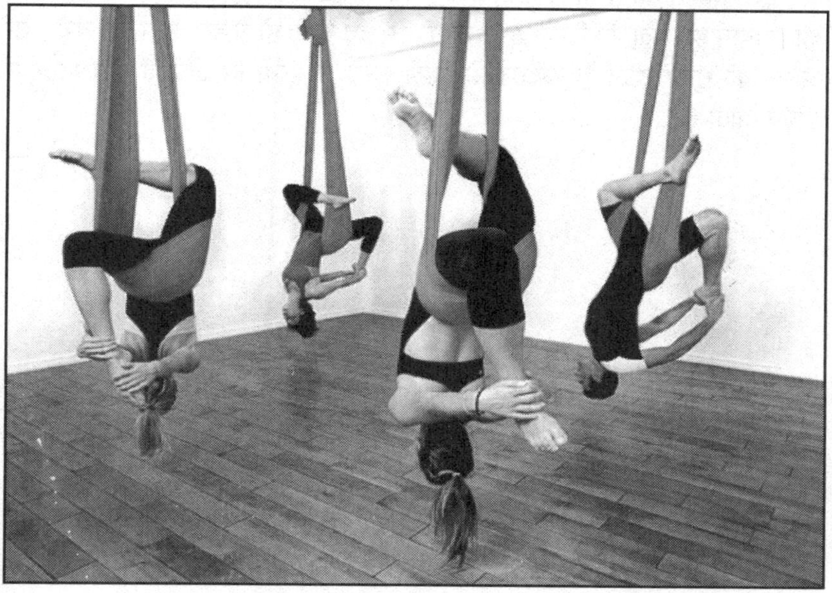

से रीढ़ की हड्डी और जोड़ ज्यादा लचकदार व मजबूत होते हैं। यह आसन पेट से संबंधित सभी रोगों को दूर करने में सहायक है। इसे करने से कमर की मांसपेशियों में ताकत आती है।

इतना ही नहीं, नियमित रूप से इस आसन को करने से शरीर में स्फूर्ति तो आती ही है, कमर और नितंब की अतिरिक्त चरबी भी घटती है। मोटापे से परेशान लोगों के लिए तो यह रामबाण की तरह है।

अच्छी बात तो यह है कि यह आसन रीढ़ संबंधी आसनों में सबसे आसान है।

करने की विधि

सबसे पहने जमीन पर लेट जाएँ। दोनों पैर घुटनों से मोड़ें। घुटनों को छाती की ओर लेकर आएँ और हाथों से पैरों को घुटनों के पास से पकड़ लें।

इसके बाद सबसे पहले श्वास भरें और आगे की ओर झूलते हुए साँस छोड़ें और पीछे की ओर लुढ़कते हुए साँस भरें।

सिर को बचाकर रखें और कोशिश करें कि आगे की ओर झूलते हुए आप पैरों के बल बैठ जाएँ।

सावधान रहें

इस प्रक्रिया को करने से पीठ के बल आगे-पीछे लुढ़कते हुए रीढ़ के सभी जोड़ों का व्यायाम हो जाता है। जिन्हें कमर या पीठ में दर्द रहता हो वे इस आसन से बचें। इस आसन को सुबह उठने के बाद सबसे पहले करने से सुस्ती दूर होती है और शरीर में स्फूर्ति आती है।

□

68

वजन घटाने में मददगार नाश्ता

सबसे महत्त्वपूर्ण आहार सुबह का नाश्ता होता है। ऐसा कहा जाता है कि अगर आप सुबह जमकर खा लें तो आप स्वस्थ रहेंगे और भूख न लगने के कारण आप फास्ट फूड व जंक फूड से दूर रहेंगे। यदि आप वजन घटाना चाहते हैं तो सुबह पौष्टिक नाश्ता करें। आइए, जानें कि वजन घटाने में नाश्ता कैसे मददगार साबित हो सकता है—

- आमतौर पर जो लोग अपने दिन भर की खुराक का आधा हिस्सा सुबह ही खा लेते हैं उनका वजन उतनी तेजी से नहीं बढ़ता जितना कम मात्रा में खानेवालों का।

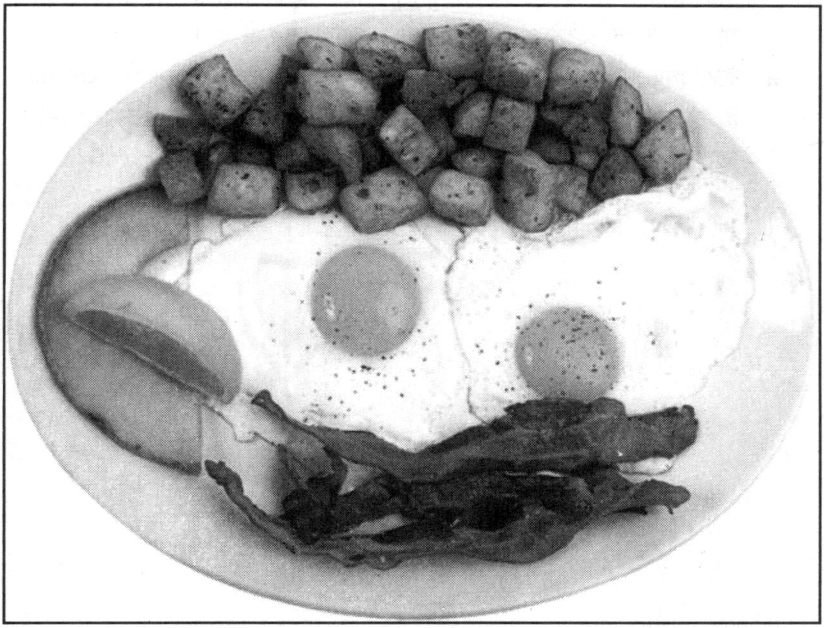

- सुबह नाश्ता न करनेवालों को भूख अधिक लगती है और दिन के भोजन के समय से पहले ही वे कुछ-न-कुछ स्नैक्स, बिस्किट या नमकीन खाने लगते हैं, जिससे उनका वजन बढ़ने लगता है।
- सिर्फ सुबह का नाश्ता न करनेवाले ही नहीं, बल्कि हलका नाश्ता या फिर ठीक से नाश्ता नहीं करनेवाले भी मोटापे को निमंत्रण देते हैं।
- यदि आप सुबह के समय नाश्ते में लगभग 1,200—1,300 कैलोरी ले लें तो फिर दिन भर आपको ज्यादा कैलोरी की आवश्यकता नहीं रहेगी। फिर आप दिन के भोजन में 400 कैलोरी ले सकते हैं और रात में इससे भी कम 300 के आसपास कैलोरी ले सकते हैं। इससे आप दिन भर हलका महसूस करेंगे और फिट रहेंगे।
- आमतौर पर व्यक्ति को दिन भर में सामान्यतः 2,000 कैलोरी की आवश्यकता होती है, लेकिन कैलोरी की आवश्यकता आपकी जीवन-शैली और कार्यशैली पर भी निर्भर करती है।
- यदि आप वजन कम करने के लिए कम कार्बोहाइड्रेट वाले खाने को प्राथमिकता देंगे तो इससे निश्चित तौर पर आपका वजन कम होगा; लेकिन इसके साथ ही आप स्थायी रूप से स्वस्थ नहीं रह सकते, बल्कि आपका वजन कुछ समय बाद दोबारा बढ़ जाएगा। वहीं दूसरी ओर यदि आप सुबह के समय संतुलित मात्रा में नाश्ता करेंगे तो आपका वजन स्थायी रूप से कम होगा।
- वैज्ञानिकों का भी मानना है कि कार्बोहाइड्रेट कम मात्रा में लेने से वजन घटता है, लेकिन साथ ही भूख अधिक लगती है और इससे पाचन-क्रिया धीमी हो जाती है।

□

69

नृत्य करें और वजन घटाएँ

मोटापे से परेशान लोग, जिन्हें योगासन करना या जिम जाना पसंद नहीं, वे डांस द्वारा वजन घटा सकते हैं। नृत्य करने से हमारा मनोरंजन होता है, साथ ही पूरे शरीर की कसरत भी हो जाती है। हर रोज नृत्य करने से पूरा शरीर स्वस्थ रहता है। डांस का मस्तिष्क पर भी अनुकूल असर पड़ता है, जिससे मन प्रसन्न रहता है। जो लोग नियमित रूप से डांस करते हैं उनको मोटापे की समस्या नहीं रहती है। जो लोग मोटे हैं, अगर वे हर रोज डांस करें तो मोटापे की समस्या से निजात पाया जा सकता है। डांस फ्लोर पर कम-से-कम 5 मिनट डांस करने मात्र से शरीर की 30 कैलोरी खर्च हो जाती

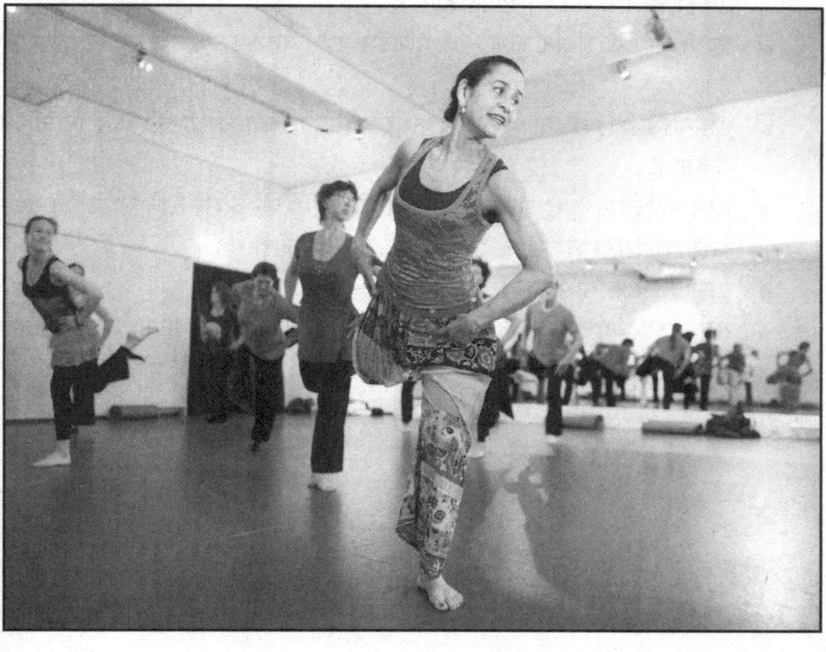

है। जो लोग कम उम्र में ही डांस करना शुरू कर देते हैं उनका वजन नियंत्रित रहता है।

एक अध्ययन में यह तथ्य सामने आया है कि जो लोग कम उम्र से ही डांस में हिस्सा लेने लगते हैं उनका वजन नियंत्रित तो होता ही है, साथ ही उन्हें तनाव जैसी समस्याओं का भी सामना नहीं करना पड़ता।

अगर आप मोटापे के शिकार हैं, लेकिन आपको योगासन करना या जिम जाना अच्छा नहीं लगता तो डांस आपके लिए बहुत अच्छा विकल्प है। आइए, जानते हैं किस तरह डांस करते हुए वजन घटाया जा सकता है—

- डांस मस्ती और जश्न के लिए किया जाता है, लेकिन इस मस्ती और जश्न द्वारा आपके शरीर में मौजूद अतिरिक्त चरबी को कम कर मोटापे पर नियंत्रण पाया जा सकता है।
- सबसे पहले अपना मनपसंद गाना सुनकर डांस करें। अपने म्यूजिक सिस्टम के जरिए कमरे में या छत पर सुबह-सुबह गाने की धुन पर डांस करें।
- सालसा और बेले डांस करने से कमर के पास मौजूद अतिरिक्त चरबी समाप्त होती है।
- हिप-हॉप और सालसा शरीर से ज्यादा मात्रा में कैलोरी की खपत करता है।
- जो लोग ज्यादा तेजी से डांस नहीं कर पाते हैं और धीरे-धीरे डांस करते हैं उनकी कैलोरी की भी खपत होती है।
- घर में ही तेज संगीत बजाकर एरोबिक्स करें। यह भी एक किस्म का डांस ही है।
- एरोबिक्स के विभिन्न स्टेप्स से शरीर की अतिरिक्त चरबी को कम किया जा सकता है।
- डांस के दौरान हाथ-पैर के साथ ही पूरे शरीर की कसरत हो जाती है। डांस करने के दौरान शरीर का रक्त-प्रवाह तेज हो जाता हैं।
- डांस करने से मांसपेशियाँ मजबूत होती है।
- रोज आधा घंटा डांस करते हुए महीने में 5-10 किलो वजन घटाया जा सकता है।

□

70

वजन घटानेवाले पेय

स्वस्थ और चुस्त-दुरुस्त रहने के लिए पेय पदार्थ को अधिक मात्रा में पीना चाहिए; लेकिन ऐसे पेय पदार्थ, जो स्वास्थ्य के लिए हानिकारक न हों। पेय पदार्थ, जैसे—जूस, सूप, नींबू पानी, पानी इत्यादि पीने से आपका वजन आसानी से कम हो सकता है। वजन घटानेवाले पेय पदार्थों में कम चीनीवाले पेय पदार्थ, नींबू-युक्त पाउडर मिश्रित पेय पदार्थ, कार्बोनेट पेय पदार्थ इत्यादि लाभकारी होते हैं। आइए, जानें, कैसे पेय पदार्थों से वजन घटाया जा सकता है—

- लोगों को हमेशा से ही ऐसा लगता है कि फलों के रस यानी जूस से मोटापा बढ़ता है। लेकिन शोध से भी यह बात साबित हो चुकी है कि फलों का रस

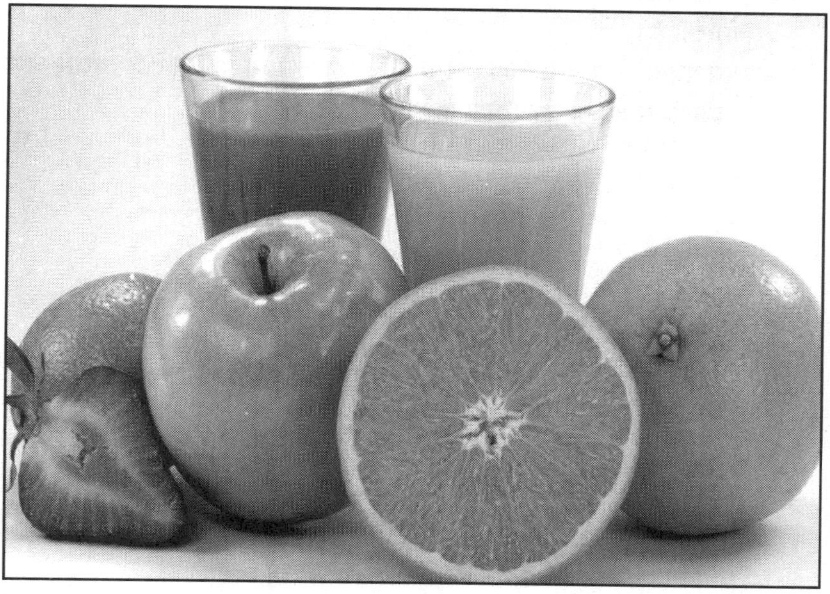

यदि 100 प्रतिशत शुद्ध हो और उसमें चीनी न मिली हो तो वह वजन घटाने में मददगार साबित होता है।

- पेय पदार्थों में फलों का रस सबसे लाभकारी है। वैसे भी, जो लोग फलों का रस पीते हैं उनका वजन नहीं बढ़ता, बल्कि फलों का रस के जरिए उनके शरीर में विटामिन सी, पोटैशियम, मैग्नीशियम, फोलेट, आयरन आदि पौष्टिक तत्त्वों की आपूर्ति होती है।
- सॉफ्ट ड्रिंक, कोल्ड ड्रिंक जैसे पेय पदार्थों से जहाँ वजन बढ़ता है वहीं दूध, पानी, नारियल पानी, जूस इत्यादि वजन कम करने में लाभकारी होते हैं।
- सिर्फ फलों का रस ही नहीं, बल्कि पानी से भी वजन आसानी से घट सकता है; लेकिन उसके लिए आपको खाना खाने से पहले दो गिलास पानी पीना होगा, जिससे आपको भूख कम लगेगी और आप ज्यादा खाने से बचेंगे।
- आमतौर पर चाय से भी वजन घटाने में मदद मिलती है और इससे चुस्ती-फुरती आती है, लेकिन बिना दूधवाली चाय ही वजन घटाने में असरकारक है। दरअसल, दूध डालते ही चाय से मिलनेवाले लाभ तो खत्म हो ही जाते हैं, साथ ही दूध से मिलनेवाला प्रोटीन भी खत्म हो जाता है।
- वजन घटाने के लिए आप ब्लैक टी, ग्रीन टी, लेमन टी इत्यादि ले सकते हैं। इसके प्रतिकूल प्रभाव भी नहीं पड़ेंगे और आपका वजन भी नियंत्रित होगा।
- सुबह खाली पेट नींबू पानी के साथ ही शहद पीने से वजन घटाने में मदद मिलती है।
- पेय पदार्थों के रूप में आप हरी सब्जियों का जूस भी पी सकते हैं। इससे आप आसानी से अपना वजन घटा पाएँगे।

□

71

मीठा छोड़ें, वजन घटाएँ

वजन घटाने का पहला नियम है मीठे से दूर रहें। लेकिन अपनी पसंदीदा मिठाई को न कहना या फिर चॉकलेट सामने होते हुए भी उसे न खाना इतना आसान तो नहीं। अकसर हम यह नहीं समझ पाते हैं कि आखिर मीठा खाने की अपनी चाहत पर कैसे काबू पाया जाए।

समस्या की मूल वजह होती है इस बात को लेकर हमारी अनभिज्ञता कि हमें कितनी चीनी खानी चाहिए। यह बात जानना बेहद जरूरी है कि खाने में अधिक शक्कर हमारे शरीर में बतौर ऊर्जा और ईंधन कम खर्च होती है। चीनी की अधिक मात्रा हमारे

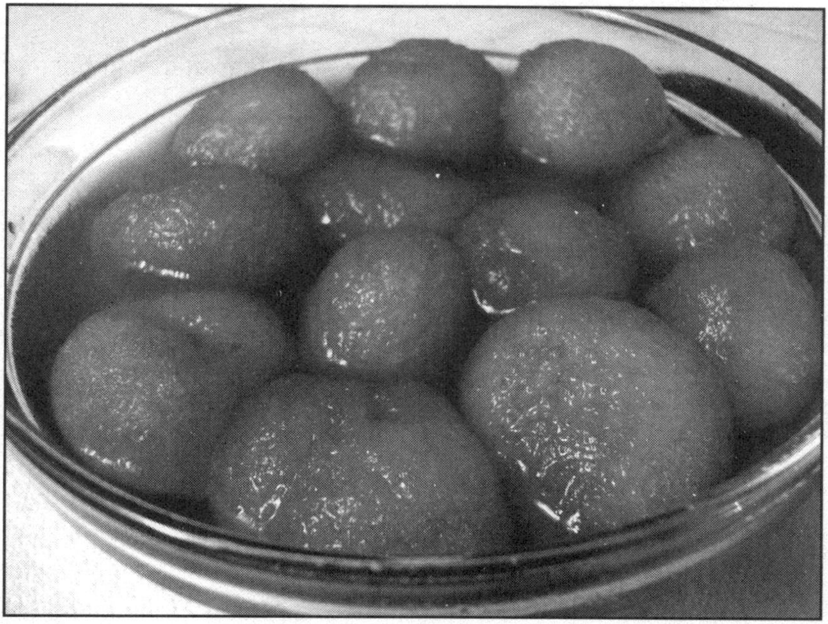

शरीर पर नकारात्मक असर अधिक डालती है। यह वजन तो बढ़ाती ही है, साथ ही मधुमेह जैसी बीमारी को भी खुला निमंत्रण देती है।

अपनी आदतों का आकलन करें

अपनी खान-पान संबंधी आदतों पर ध्यान दें। क्या आप दोपहर के खाने से पहले या बाद में मीठा खाते हैं? दिन के किस समय आपकी इच्छा मीठा खाने की होती है? देखने में ये बातें आपको भले ही छोटी लगें, मगर इन्हीं आदतों में बदलाव कर आप सेहतमंद बने रह सकते हैं। अपनी आदतों का आकलन कर आप जान पाएँगे कि आप अतिरिक्त शर्करा ले रहे हैं। ऐसा करके धीरे-धीरे आप मीठे के स्थान पर कोई अन्य पौष्टिक पदार्थ लेने लगेंगे। उदाहरण के लिए, अगर आप नाश्ते में ही मीठा खाते हैं तो इसके स्थान पर कोई ऐसा खाद्य पदार्थ लेना शुरू कर दें, जो आपको ऊर्जा प्रदान करे।

चीनी को कहें न

यूँ ही एक 'नो शुगर' लक्ष्य बनाएँ। खुद को लगातार यह बात याद दिलाते रहें कि आपने अपने लिए यह लक्ष्य बनाया है। अपने इस लक्ष्य को हासिल करने के लिए कड़ी मेहनत करें। अपनी आहार योजना में बदलाव लाकर आप इस लक्ष्य को पा सकेंगे।

चीनीमुक्त पेय

अगर आपको चाय और कॉफी बेहद पसंद है तो इसे बिना चीनी के ही पिएँ। पेय पदार्थों में शहद या सिरप डालने की अपनी आदत से मुक्ति पाएँ।

मिठाई को कहें न

खाने के साथ रोजाना मीठा लेने की अपनी आदत को छोड़ ही दें तो बेहतर। अगर आप भोजन के बाद मीठा खाने के आदी हैं तो रोजाना के स्थान पर हफ्ते में तीन बार ही ऐसा करें, साथ ही मीठे की मात्रा भी कम करें।

□

72

तैराकी से वजन कम करें

आधे घंटे तक तैरकर शरीर से 400 कैलोरी घटाई जा सकती है। तैराकी हर प्रकार के योगासन और जिम जाने से बेहतर विकल्प है। तेज तैराकी से शरीर को आराम मिलता है, क्योंकि शरीर आसानी से पानी में गति करता है। तैरने से रक्त-संचार बढ़ता है, जिससे सिरदर्द और तनाव से मुक्ति मिलती है।

तैराकी के फायदे

- पानी में तैरने के दौरान जमीन पर व्यायाम की तुलना में 12 गुना अधिक मेहनत करनी पड़ती है, क्योंकि जमीन की तुलना में पानी में 12 गुना अधिक प्रतिरोध होता है।

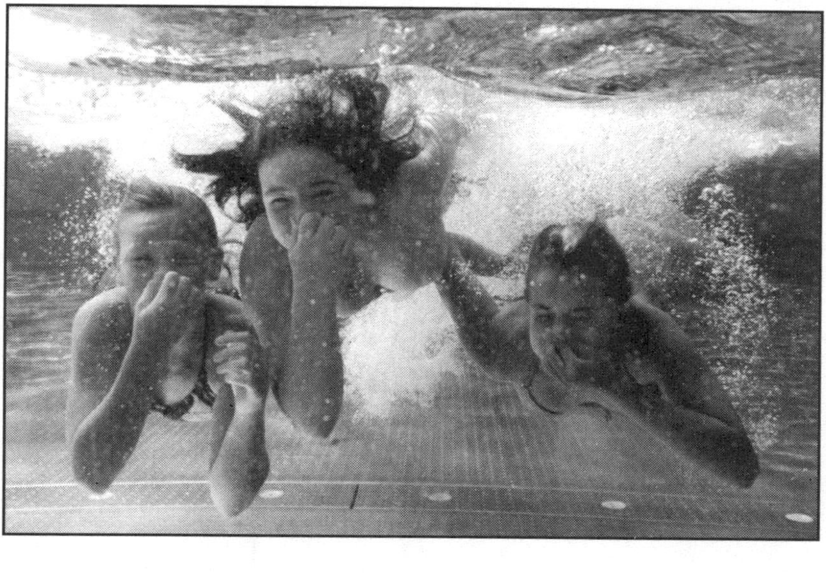

- तैराकी से मोटापे पर नियंत्रण पाया जा सकता है। 30 मिनट तक तैरने से शरीर से लगभग 400 कैलोरी कम होती है।
- तैरना एक अच्छा हृदय व्यायाम है, जो अन्य हृदय व्यायाम की तुलना में बेहद फायदेमंद है; क्योंकि इसमें आदमी का शरीर पानी से होकर आगे की तरफ जाता है।
- तैरने से ब्लड प्रेशर और खून में कोलेस्ट्रॉल की मात्रा नियंत्रित रहती है।
- तैरने से साँस तेजी से अंदर-बाहर होती है, जिससे फेफड़ों को मजबूती मिलती है, साथ ही स्ट्रोक, हार्ट अटैक और मधुमेह की आशंका घटती है।
- हर रोज तैरने से शरीर और जोड़ों को लचीला बनाया जा सकता है, जिससे ऊर्जा बढ़ती है और मांसपेशियाँ मजबूत होती हैं।

तैराकी की विभिन्न क्रियाएँ

1. *फ्रंट स्ट्रोक* : फ्रंट स्ट्रोक में पेट के बल तैरा जाता है और दोनों बाँहें नीचे की ओर घूमती हुई जाती हैं तथा दोनों टाँगें बारी-बारी से चलती हैं।

2. *ब्रेस्ट स्ट्रोक* : इसमें शुरू में दोनों बाँहें एक साथ चलती हैं, फिर बाद में दोनों पैर।

3. *बैक स्ट्रोक* : बैक स्ट्रोक पीठ के बल की जाती है।

4. *बटरफ्लाई स्ट्रोक* : इस क्रिया में शरीर के आगे का भाग, बाँहें और सिर पहले पानी से बाहर निकलते हैं और बाद में दोनों पैर साथ-साथ चलते हैं।

□

73

कुछ उपयोगी उपाय

- जब भी कोई खाद्य पदार्थ खरीदें तो यह जरूर देख लें कि उसमें वसा और शर्करा का स्तर क्या है। खासतौर पर सेचुरेटेड वसावाले पदार्थों का सेवन करने से बचें।
- अगर अधिक वसावाले खाद्य पदार्थ खा रहे हों तो उसकी जगह कम वसावाले पदार्थ लेना शुरू करें। इस तरह आप वसा की जो मात्रा ले रहे हैं, उसे धीरे-धीरे कम करते जाएँ। शोधकर्ताओं ने पाया है कि जो लोग कम वसावाला भोजन लेते हैं, अधिक वसावाले पदार्थों के प्रति उनका आकर्षण अपने आप समाप्त हो जाता है।
- जब भोजन करने बैठें तो एक ही बार में कई तरह के व्यंजन न लें। अनियंत्रित ढंग से खाने से बचें। वही चीजें खाएँ, जिन्हें आप आसानी से पचा सकें। जब आप भूखे हों और भोजन करने जाएँ तो यह पहले से तय कर लें कि आप क्या खाने जा रहे हैं और उसका आपके स्वास्थ्य पर क्या प्रभाव पड़ेगा; क्योंकि अगर आप यह पहले से तय नहीं रखेंगे तो फ्रिज खोलने पर मनपसंद चीजें देखकर मन मचल सकता है और तब आप ज्यादा खा लेंगे।
- अपना मन भी न मारें। अगर आपका मन चॉकलेट खाने को करे तो एक छोटा सा टुकड़ा लें, क्योंकि अगर आप अपने चॉकलेट खाने पर प्रतिबंध लगाएँगे तो फिर चॉकलेट की तलब होने पर आप उसकी जगह केला खाएँगे, फिर बिस्किट लेंगे और अंत में किसी-न-किसी तरह चॉकलेट भी ले ही लेंगे।
- कभी भी खाने का विकल्प न ढूँढ़ें। कभी समय या सुविधा की कमी के कारण भोजन की जगह फास्ट फूड या अन्य चीजें न लें। समय निकालकर जैसे भी हो सके, निश्चित समय पर सही व संतुलित मात्रा में भोजन लें। भोजन की जगह हलका-फुलका कुछ ले लेने से न तो संतुष्टि मिल सकती है और न ही पोषण।

अलबत्ता अगले भोजन के समय आप भोजन भी असंतुलित ढंग से अधिक मात्रा में करेंगे और यह वजन बढ़ने का कारण बन सकता है।

- अन्य कार्यों और जरूरतों की तरह भोजन के मामले में योजनाबद्ध तरीका अपनाएँ। घर से जब दफ्तर के लिए निकलें तो अपना भोजन साथ लेकर चलें। अपने लंच बॉक्स में फल और स्नैक्स भी पहले से शुमार रखें, ताकि समय-समय पर चबाने के लिए भी आपको कोई अस्वास्थ्यकर चीज न लेनी पड़े।
- अगर आप अपने वजन को लेकर सचमुच गंभीर हैं तो फिर इस पर निगरानी भी रखें। समय-समय पर यह जाँच करते रहें कि आप क्या खा रहे हैं? जो खा रहे हैं उसका आप पर क्या असर हो रहा है? नियमित रूप से अपना वजन जानते रहें और जरूरत के मुताबिक आहार-व्यायाम में बदलाव भी लाएँ। □

74

संतुलित आहार क्या है?

बहुत से लोग अच्छे स्वास्थ्य के लिए संतुलित आहार के महत्त्व को तो स्वीकार करते हैं, लेकिन वे संतुलित आहार के बारे में भ्रम रखते हैं।

कुछ लोग भरपेट भोजन को, कुछ महँगे भोजन को तो कुछ स्वादिष्ट भोजन को संतुलित भोजन मान बैठते हैं। वास्तव में यह जरूरी नहीं है कि भरपेट, महँगा या स्वादिष्ट भोजन ही संतुलित आहार हो। कम मात्रा में, सस्ता और सामान्य भोजन भी संतुलित आहार हो सकता है।

जैसाकि आप जानते हैं, भोजन के आवश्यक पोषक तत्त्व प्रोटीन, कार्बोहाइड्रेट, वसा, खनिज-लवण, विटामिन व जल आदि हैं। इनमें से कुछ तत्त्व शरीर को ऊर्जा प्रदान करते हैं, कुछ शरीर की वृद्धि या निर्माण के लिए आवश्यक होते हैं और कुछ शरीर की जैविक क्रियाओं के नियंत्रण तथा उसे नीरोग बनाए रखने में योगदान करते हैं।

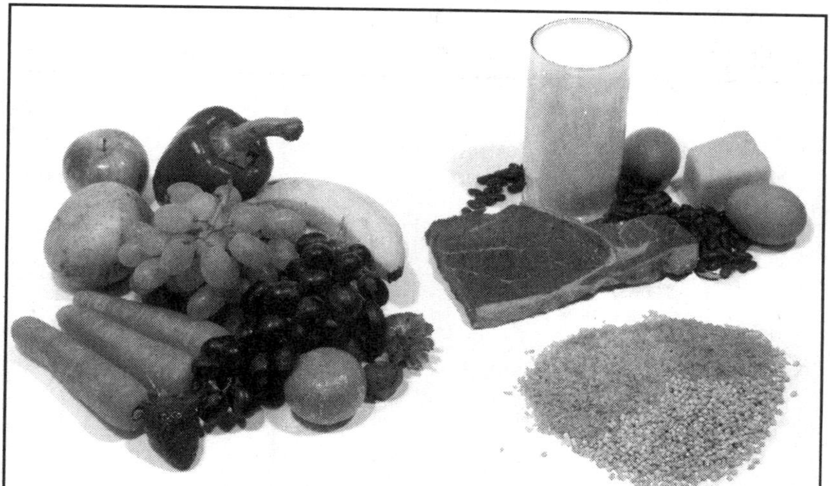

संतुलित भोजन का अर्थ है—शरीर के लिए आवश्यक इन सभी पोषक तत्त्वों का समुचित अनुपात और मात्रा में ग्रहण करना।

इस प्रकार संतुलित भोजन शरीर के स्वास्थ्य से संबंधित सभी आवश्यकताओं की पूर्ति करता है।

यदि आप चाहते हैं कि आपका शरीर सामान्य रहे तो आपके लिए संतुलित आहार के बारे में जानना भी आवश्यक है। यह आपका मोटापा घटाने के प्रयास में सहायक सिद्ध होगा। मोटापा अधिक बढ़ने से पहले ही आपको अपना आहार संतुलित आहार तालिका के अनुसार व्यवस्थित कर लेना चाहिए।

खाद्य सामग्री	*मांसाहारी भोजन (मात्रा ग्राम में)*	*शाकाहारी भोजन (मात्रा ग्राम में)*
अनाज	350	350
दालें	60	75
हरी पत्तेदार सब्जियाँ	125	125
अन्य सब्जियाँ	75	75
फल	30	30
दूध व दूध-उत्पाद	125	200
घी या तेल	35	30
मांस, मछली	30	—
अंडे	30	—
चीनी, गुड़	30	30

□

75

योजनाबद्ध व्यायाम करें और वजन घटाएँ

शरीर काम करने के लिए बना है। आजकल की बदलती हुई जीवन-शैली में सुख-सुविधाएँ इतनी अधिक हो गई हैं कि शरीर मेहनत वाला कोई काम नहीं कर पाता। शारीरिक परिश्रम की अपेक्षा अब मानसिक परिश्रम को ही अधिक महत्त्व दिया जाता है। प्रायः मानसिक कार्य करते हुए लोग सामान्य से अधिक कैलोरी वाला भोजन करते हैं, लेकिन वे इससे प्राप्त कैलोरी ऊर्जा की खपत पूरी तरह नहीं कर पाते हैं। इस तरह वे जल्दी ही मोटे हो जाते हैं और कई दूसरी बीमारियों के शिकार भी होने लगते हैं। इस प्रकार हम देखते हैं कि अच्छे स्वास्थ्य के लिए शारीरिक क्रियाशीलता आवश्यक है।

बहुत से मोटे व्यक्ति सामान्य लोगों की अपेक्षा अधिक भोजन नहीं लेते। अतः आपको आश्चर्य हो सकता है कि वे मोटे कैसे हुए। वास्तव में वे शारीरिक रूप से कम सक्रिय होते हैं, जिससे उनका शरीर बहुत ही कम ऊर्जा खर्च करता है। कैलोरी की कम खपत मोटापे का कारण बनती है। यदि व्यक्ति का आहार शारीरिक सक्रियता के अनुसार ही नियोजित किया गया हो तो वह कभी मोटा नहीं हो सकता।

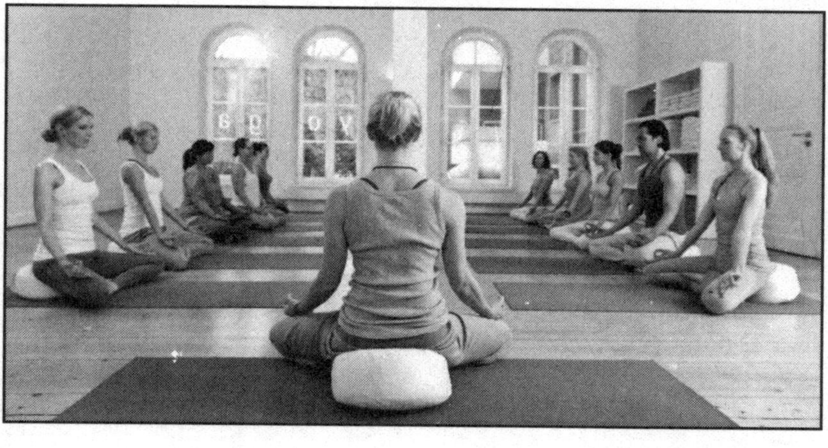

आजकल मनुष्य अधिकतर कार्य मशीनों की सहायता से ही करता है। इन मशीनों से मिलनेवाली सुविधाएँ मनुष्य की शारीरिक सक्रियता को कम कर देती हैं। ऐसी स्थिति में व्यक्ति को चाहिए कि वह शारीरिक रूप से सक्रिय रहने के लिए व्यायामों का अभ्यास करे।

साल भर तक किए गए एक अध्ययन में पुरुषों व महिलाओं के दो अलग-अलग ग्रुपों में मोटापे में आनेवाले अंतर को परखा गया। इस अध्ययन में एक ग्रुप के लोगों ने केवल नियंत्रित आहार या डाइटिंग योजना द्वारा मोटापा कम करने के प्रयास किए, जबकि दूसरे ग्रुप के लोगों ने डाइटिंग के साथ-साथ व्यायामों का अभ्यास करते हुए मोटापा घटाने के प्रयास किए। कुछ ही समय बाद देखा गया कि केवल डाइटिंग करनेवालों की तुलना में डाइटिंग के साथ-साथ व्यायाम करते रहने वाले ग्रुप के लोगों में काफी अधिक चरबी घट गई थी। इस अध्ययन से यही निष्कर्ष निकलता है कि व्यायाम मोटापा घटाने में विशेष योगदान देते हैं।

बहुत से मोटे व्यक्ति अपने थुलथुले शरीर के कारण हीन भावना से ग्रस्त होते हैं। वे प्रायः झिझक के कारण अपने आसपास के लोगों से अच्छी तरह नहीं घुल-मिल पाते और अपने तक ही सीमित रहने लगते हैं। व्यायाम की बात को भी इसी झिझक के कारण वे टालते रहते हैं। अपने तक ही सीमित रहने के कारण प्रायः वे तनाव में रहते हैं, लेकिन जब वे व्यायाम करने लगते हैं तो उनकी हीन भावना जाती रहती है। धीरे-धीरे वे व्यावहारिक हो जाते हैं और सामाजिक कार्यों में भी भाग लेने लगते हैं। मोटापा कम होने के साथ-साथ उनमें नया विश्वास देखने को मिलता है।

निष्कर्ष के रूप में हम यह कह सकते हैं कि व्यायाम द्वारा शरीर के सभी तंत्र या प्रणालियाँ उचित रूप से कार्य करने लगती हैं। इसके द्वारा शरीर के सभी अंग सक्रिय हो जाते हैं।

□

76

कैलोरी की खपत बढ़ाते हैं व्यायाम

शरीर को प्रत्येक कार्य करने के लिए ऊर्जा की आवश्यकता होती है। आकार या कद के अनुसार अलग-अलग व्यक्तियों द्वारा किए जानेवाले एक ही तरह के कार्य में दोनों ही अलग-अलग मात्रा में कैलोरी ऊर्जा खर्च करते हैं। सोते समय व्यक्ति सबसे कम कैलोरी खर्च करता है। सामान्य रूप से बैठे रहने पर 1 मिनट में लगभग 1 कैलोरी ही खर्च हो पाती है। याद रखिए, वजन एक दिन में नहीं बढ़ता और न ही एक दिन में घट सकता है। 3,500 कैलोरी ऊर्जा खर्च करके आप लगभग आधा किलो वजन घटा सकते हैं। कैलोरी ऊर्जा की उतनी खपत अचानक नहीं हो सकती है। व्यायाम आपकी ऊर्जा खपत को बढ़ा देते हैं।

व्यायाम शरीर को सुगठित बनाते हैं

थुलथुला या मोटा व्यक्ति हमेशा ही भद्दा दिखाई देता है और हँसी का पात्र समझा जाता है। नियमित व्यायाम करने से शरीर का वजन कम होने के साथ-साथ शरीर सुगठित होने लगता है। इससे पेशीय ऊतकों में वृद्धि होती है और शरीर सुडौल होता है। यदि मोटापा जल्दी-जल्दी कम हो रहा हो तो इससे शरीर की चरबी तो कम हो जाती है, परंतु त्वचा उसके अनुपात में नहीं सिकुड़ पाती। अत: शरीर में कई भागों पर झुर्रियाँ पड़ जाती हैं। व्यायाम करते रहने से मोटापा कम होने के साथ-साथ शरीर में किसी प्रकार की झुर्रियाँ नहीं दिखाई देतीं।

व्यायाम से भूख कम होती है

हलके-फुलके व्यायाम करने पर शरीर के सभी हिस्सों में रक्त समान रूप से प्रवाहित होने लगता है। तब पाचन-तंत्र में रक्त-प्रवाह धीमी गति से होता है, जिसके कारण व्यक्ति को भूख का आभास कम होता है। व्यायाम करने के बाद आपको प्यास

अवश्य लग सकती है। दोपहर के भोजन से कुछ समय पहले थोड़ा सा हलका व्यायाम कर लेने पर आप अपने वजन पर नियंत्रण पा सकते हैं। व्यायाम के बाद कम भोजन से ही संतुष्टि हो जाती है। बहुत अधिक और कई व्यायाम करने पर रक्त में शर्करा की मात्रा कम हो जाती है, जिससे आपको भूख का अनुभव अधिक होगा। अतः भोजन से पहले हलके-फुलके व्यायाम ही करने चाहिए।

मोटापा सामान्य हो जाने पर व्यायाम इसे स्थिर रखते हैं

वजन कम करना एक आसान बात है, लेकिन इसे वापस बढ़ने से रोकना अधिक मुश्किल है। आपका वजन एक बार घटाने के बाद पुनः बढ़ जाए, ऐसी स्थिति से बचने के लिए आपको व्यायाम करते रहना चाहिए। इससे आप अपने वजन को हमेशा के लिए सामान्य बनाए रख सकते हैं।

□

77

लाभदायक कार्बोहाइड्रेट की मदद से वजन घटाएँ

हार्वर्ड में किए गए एक नए अध्ययन में लगभग 75,000 महिलाओं को शामिल किया गया। इन प्रतिभागी महिलाओं में से जिन महिलाओं ने दोनों वक्त के खाने में उच्च फाइबर-युक्त आहार का सेवन किया, उनमें वजन बढ़ने की संभावना दोनों वक्त के खाने में रिफाइंड कार्बोहाइड्रेट (हानिकारक कार्बोहाइड्रेट) खानेवाली महिलाओं की तुलना में 50 प्रतिशत कम थी। शोध के नतीजे में पाया गया कि पाचन-क्रिया के दौरान उच्च फाइबर-युक्त लाभदायक कार्बोहाइड्रेट की वजह से कैलोरी की खपत ज्यादा होती है और ऐसे आहार के सेवन से पेट भी जल्दी भर जाता है। उच्च फाइबर-युक्त ब्रेड, सिरीयल, पास्ता और चावल के सेवन से चरबी बढ़ानेवाले इंसुलिन की मात्रा नियंत्रित होती है। इस तरह वजन नियंत्रित होने लगता है और चरबी घटने लगती है। इस तरह स्पष्ट है कि लाभदायक कार्बोहाइड्रेट-युक्त आहार का सेवन कर वजन घटाया जा सकता है।

अधिकांश सब्जियों (सफेद आलू और कॉर्न को छोड़कर), फलों (फलों का जूस नहीं), फलियों, मेवों, अनाज और रोटियों का ग्लाइसेमिक इंडेक्स कम होता है। इन्हें लाभदायक कार्बोहाइड्रेट की श्रेणी में रखा जा सकता है। आपका शरीर लाभदायक कार्बोहाइड्रेट-युक्त आहार को ग्लूकोज में बदल देता है, जिसका आँतों में धीमी गति से संशोधन होता है और जो रक्त नलिकाओं में घुल जाता है।

चूँकि ग्लूकोज धीरे-धीरे सोखा जाता है, इसलिए अग्न्याशय में उत्पन्न इंसुलिन की मात्रा भी संतुलित बनी रहती है। इंसुलिन का यह संतुलित स्तर ग्लूकोज को शरीर की कोशिकाओं में धीरे-धीरे पहुँचाता है, ताकि ऊर्जा का उत्पादन हो सके। दूसरे शब्दों में, इंसुलिन और ग्लूकोज की असामान्य मात्रा न होने के कारण अतिरिक्त कोशिकाओं में

चरबी के रूप में एकत्रित नहीं हो पाती और वजन भी नहीं बढ़ता है। ग्लूकोज या इंसुलिन के स्तर में इस दौरान किसी तरह का उतार-चढ़ाव नहीं आने के कारण असामान्य रूप से भूख भी नहीं लगती और व्यक्ति हानिकारक कार्बोहाइड्रेट का सेवन करने से बच जाता है।

वजन घटाने की योजना पर अमल करते समय लाभदायक कार्बोहाइड्रेट-युक्त आहार का सेवन करने से सहायता मिल सकती है। इस तरह के आहार में वसा और कैलोरी की मात्रा भी कम होनी चाहिए।

निम्नलिखित कार्बोहाइड्रेट-युक्त आहार में ग्लाइसेमिक इंडेक्स कम होता है और इन्हें लाभदायक कार्बोहाइड्रेट की श्रेणी में रखा जा सकता है—

1. ज्यादातर सब्जियाँ, कॉर्न और सफेद आलू को छोड़कर।
2. अधिकतर फल (जूस को छोड़कर)।
3. फलियाँ। इनमें फाइबर, प्रोटीन, विटामिन, मिनरल और पोषक तत्त्व पाए जाते हैं।
4. साबुत अनाज।

□

78

हानिकारक कार्बोहाइड्रेट

इस बात का कोई प्रमाण मौजूद नहीं है कि वजन घटाने की प्रक्रिया में कम वसा युक्त आहार की तुलना में कम कार्बोहाइड्रेट-युक्त आहार से अधिक सहायता मिलती है। कम कार्बोहाइड्रेट-युक्त आहार की वजह से कुछ समय के लिए भले ही वजन घट सकता है, मगर 90 फीसदी मामलों में उस समय तेजी से वजन बढ़ने लगता है जब लोग इस तरह के ऊब भरे वसा व प्रोटीन की अधिक मात्रा वाले आहार का सेवन बंद कर देते हैं। ज्यादातर मामलों में लोगों का वजन पहले की तरह ही बढ़ जाता है या पहले के वजन में 20 फीसदी तक इजाफा हो जाता है।

आप जिस कार्बोहाइड्रेट का सेवन करते हैं, उसे आपका शरीर शक्कर (ग्लूकोज) में बदल डालता है, जिसका इस्तेमाल शरीर की कोशिकाएँ ईंधन के रूप में करती हैं। जब ग्लूकोज के कण आँत से रक्तनलिका में प्रवेश करता है तब अग्न्याशय इंसुलिन उत्पन्न करता है, जो शरीर की कोशिकाओं से ग्लूकोज को सोखने के लिए कहता है। जब कोशिकाएँ (त्वचा, आंतरिक अंग, टिश्यू, मांसपेशियाँ, वसा एवं अन्य) ग्लूकोज को सोख लेती हैं तब इंसुलिन का स्तर सामान्य हो जाता है।

लाभदायक कार्बोहाइड्रेट और हानिकारक कार्बोहाइड्रेट के बीच अंतर इस बात से समझा जा सकता है कि कितनी तेजी से कार्बोहाइड्रेट-युक्त आहार आँत में शक्कर के रूप में रूपांतरित होता है और रक्त नलिकाओं में घुल जाता है। इसे 'ग्लाइसेमिक इंडेक्स' कहा जाता है। जिस आहार का ग्लाइसेमिक इंडेक्स ज्यादा हो उसे हानिकारक कार्बोहाइड्रेट की श्रेणी में माना जाएगा।

ज्यादा ग्लाइसेमिक इंडेक्सवाला कार्बोहाइड्रेट-युक्त आहार आँत में कार्बोहाइड्रेट को तेजी से शक्कर के रूप में रूपांतरित करता है और फिर रक्त नलिकाओं में तेजी से घोल देता है। ब्लड शुगर में तेजी से वृद्धि होने पर अग्न्याशय द्वारा उत्पन्न किए गए इंसुलिन की मात्रा में भी वृद्धि हो जाती है। इंसुलिन की मात्रा में वृद्धि होने के कारण

रक्त शर्करा का स्तर तेजी से घटने लगता है, क्योंकि शरीर के टिश्यू और मस्तिष्क में ईंधन की जरूरत महसूस होने लगती है।

ऐसी स्थिति में मस्तिष्क भूख लगने का संकेत भेजता है और व्यक्ति कुछ खाने के लिए प्रेरित होता है। ग्लूकोज और इंसुलिन के असंतुलित स्तर के चलते कैलोरी की खपत अधिक मात्रा में होती है और शरीर का वजन बढ़ने लगता है।

□

79

कैलोरी की अहमियत को समझें

आजकल बाजार और मीडिया में कम मात्रावाले कार्बोहाइड्रेट आहार की चर्चा हो रही है। ब्रेड, केक आदि उत्पादों के जरिए प्रचारित किया जाता रहा है कि कम कार्बोहाइड्रेट वाले ऐसे आहार का सेवन करने से वजन घटाया जा सकता है। कम कार्बोहाइड्रेट-युक्त आहार ग्रहण करने के चक्कर में लोग ढेर सारी कैलोरी ग्रहण कर लेते हैं। इस तरह के अस्वास्थ्यकर आहार में अत्यधिक वसा होने के कारण शरीर में कैलोरी भी अधिक मात्रा में पहुँचती है। याद रखें, प्रति ग्राम वसा के साथ आप 9 कैलोरी ग्रहण करते हैं, जबकि प्रति ग्राम कार्बोहाइड्रेट या प्रति ग्राम प्रोटीन में 4 कैलोरी होती है। प्रतिदिन आप जितनी मात्रा में कैलोरी ग्रहण करते हैं और कसरत के जरिए जितनी कैलोरी खर्च करते हैं, उसी के आधार पर निर्भर करता है कि आप मोटे होंगे या पतले होंगे।

अमेरिकी संस्था नेशनल एकेडमी ऑफ साइंसेज इंस्टीट्यूट ऑफ मेडिसिन ने पोषक आहार संबंधी वर्ष 2002 की अपनी रिपोर्ट में बताया है कि वयस्क लोग 45 से 65 प्रतिशत कैलोरी कार्बोहाइड्रेट्स से प्राप्त करते हैं। यानी दैनिक ली जानेवाली 1,200 कैलोरी में से 520 कैलोरी कार्बोहाइड्रेट्स से प्राप्त की जाती है।

कार्बोहाइड्रेट्स ही ग्लूकोज में रूपांतरित होता है, जो शरीर और मस्तिष्क के लिए ईंधन के स्रोत की भूमिका निभाता है। अगर आप कार्बोहाइड्रेट ग्रहण करना छोड़ देंगे तो आपकी मांसपेशियों और लीवर में कार्बोहाइड्रेट की कमी महसूस होने लगेगी और आपका शरीर प्रोटीन से ग्लूकोज बनाना शुरू कर देगा, जो ऊर्जा तैयार करने का अपर्याप्त तरीका है। ऐसा होने पर थकान, अवसाद, मिनरल असंतुलन और शरीर में जमा प्रोटीन की क्षति की स्थिति उत्पन्न हो सकती है। जैसा कि पहले भी चर्चा की जा चुकी है कि इस तरह का असंतुलन पैदा होने पर गुर्दे, लीवर और अन्य भीतरी अंगों पर दबाव बढ़ सकता है और अगर इसी तरह का आहार जारी रहा तो इन अंगों को

क्षति पहुँच सकती है।

शरीर ठीक से काम करने के लिए कार्बोहाइड्रेट्स की जरूरत महसूस करता है; मगर शरीर को रिफाइंड शुगर के रूप में अतिरिक्त कैलोरी की जरूरत नहीं होती, न ही स्टार्च और वसा की अतिरिक्त मात्रा की जरूरत होती है। इसलिए जब आप अपने आहार में ऐसी चीजों को शामिल नहीं करते हैं तो स्वाभाविक रूप से आपके आहार में अतिरिक्त कैलोरी शामिल नहीं होती और आप आसानी से अपना वजन घटा पाने की स्थिति में होते हैं।

□

80

कैलोरी मात्रा क्या है?

हम देखते हैं कि दिन भर शारीरिक कार्य करनेवाले व्यक्ति की भोजन आवश्यकता कुरसी पर बैठकर मानसिक कार्य करनेवाले व्यक्ति से भिन्न होती है। इसी प्रकार बच्चों, किशोरों व स्त्रियों की भोजन संबंधी आवश्यकताएँ भी भिन्न-भिन्न होती हैं। भोजन संबंधी भिन्न-भिन्न आवश्यकताओं का हिसाब कैलोरी की माप से लगाया जाता है।

जिस प्रकार लंबाई-चौड़ाई को नापने के लिए मीटर या भार को तौलने के लिए किलोग्राम का प्रयोग किया जाता है, उसी प्रकार भोजन से प्राप्त होनेवाली ऊर्जा को कैलोरी से मापा जाता है। कैलोरी ऊर्जा की इकाई है। 1 किलोग्राम पानी को 1 डिग्री सेंटीग्रेड तक गरम करने के लिए जितने ताप या ऊर्जा की आवश्यकता होती है उसे 1 कैलोरी कहा जाता है।

हम प्रतिदिन जितने भी काम करते हैं उसमें ऊर्जा व्यय होती है। हमारे उठने-बैठने, काम करने, भोजन चबाने, चलने-फिरने आदि प्रत्येक कार्य में ऊर्जा खर्च होती है। विश्राम के समय भी साँस लेने, शरीर में उचित ताप बनाए रखने, भोजन पचाने आदि सभी छोटी-छोटी क्रियाओं में कैलोरी खर्च होती है।

एक सामान्य वजनवाला व्यक्ति विभिन्न कार्य करते हुए प्रत्येक घंटे के हिसाब से निम्न भाग में कैलोरी व्यय करता है—

- नींद लेते समय — 50-55
- लेटे हुए — 55-70
- बैठकर आराम करते हुए — 75-80
- आराम से खड़े रहते हुए — 85-90
- लिखते हुए — 100-105
- टाइपिंग या इसी तरह का काम करते हुए — 110

- हाथ का काम करते हुए — 130
- हलका काम करते हुए — 135
- हाथ से कपड़े धोते समय — 140
- सामान्य गति से चलते समय — 190
- तेज-तेज चलते समय — 235
- दौड़ते समय — 395
- शारीरिक श्रम करते समय — 230
- कठिन व्यायाम करते समय — 310

□

81

भोजन का कैलोरी मूल्य

हम प्रतिदिन कई प्रकार के भोज्य पदार्थों का उपयोग करते हैं। प्रत्येक भोज्य पदार्थ से हमें एक विशेष मात्रा में ऊर्जा प्राप्त होती है। ऐसा कोई खाद्य पदार्थ या भोजन नहीं है, जो कैलोरी रहित हो। किसी भोजन में कैलोरी की मात्रा अधिक होती है, किसी में कम रहती है। भोजन के कैलोरी मूल्य का अभिप्राय भोजन से प्राप्त होनेवाली ऊर्जा या कैलोरी में ही है। नीचे दी गई तालिका में भोजन के आवश्यक तत्त्वों के कैलोरी मूल्य की जानकारी दी जा रही है—

भोजन के पोषक तत्त्वों का कैलोरी मूल्य

पोषक तत्त्व	*कैलोरी मात्रा*
1 ग्राम प्रोटीन	4
1 ग्राम कार्बोहाइड्रेट	4
1 ग्राम वसा	9
विटामिन, खजिन-लवण, जल व फाइबर	0

आयु के अनुसार आवश्यक कैलोरी

आयु वर्ग	*कैलोरी की संख्या*
1-2 वर्ष	700
2-3 वर्ष	950
3-5 वर्ष	1,200
5-7 वर्ष	1,680
7-9 वर्ष	1,900
9-11 वर्ष	2,200

11–14 वर्ष	2,400
एक सामान्य स्वस्थ व्यक्ति	2,500 से 2,800 तक
शारीरिक श्रम करनेवाला व्यक्ति	3,000 से 3,200 तक
भारी श्रम करनेवाला व्यक्ति	2,500 से 2,800 तक
दूध पिलानेवाली माँ	3,000 से 3,200 तक

1200 कैलोरी/ दिन की डाईट योजना

शाकाहारी

खाद्य समूह	**मात्रा**	**घरेलू माप-तौल**
दूध (टोंड) या मलाई रहित	350 मिलीलीटर	$1\frac{1}{2}$ कप
अनाज	125 ग्राम	5 रोटियाँ
दाल	30 ग्राम	1 मध्य आकार की कटोरी
हरी पत्तेदार सब्जियाँ	350 ग्राम	3 मध्य आकार की कटोरी
अन्य सब्जियाँ	100 ग्राम	1 मध्य आकार की कटोरी
फल	250 ग्राम	2 मध्य आकार के
कुकिंग तेल	10 मिलीलीटर	2 टी स्पून
चीनी	शून्य	शून्य
नट्स	7 ग्राम	5 बादाम या 2 आधे अखरोट

सुबह	**चाय**—दूध के साथ 1 कप (20 कैलोरी) **नट्स**—आधे का सेवन (30 कैलोरी) (5 बादाम या 2 आधे अखरोट)	**50 कैलोरी**
नाश्ता	1 छोटी कटोरी पकी दलिया/ह्वीट (गेहूँ) फ्लेक्स/ 1 इडली/ 1 स्लाइस ब्रेड (वेज सैंडविच) (85 कैलोरी) **दूध** (टोंड)—1 गिलास (130 कैलोरी) या 1 उबला अंडा (100 कैलोरी)	**215 कैलोरी**
मध्य सुबह	**फल**—1 मध्य आकार का सेब/ संतरा/ अमरुद/ नाशपाती (60 कैलोरी)	**60 कैलोरी**

लंच	**सलाद**—1 मध्य आकार की प्लेट (20 कैलोरी) **हरी पत्तेदार सब्जियाँ**—1 कटोरी (50 कैलोरी) **अन्य सब्जियाँ**—1 कटोरी (70 कैलोरी) **दही/सब्जी रायता**—1 छोटी कटोरी (130 कैलोरी) 2 मध्य आकार की चपातियाँ या 1 मध्य आकार की कटोरी चावल (170 कैलोरी)	**440 कैलोरी**
शाम की चाय	**फ्रेश लाइम/चाय**—दूध के साथ 1 कप (20 कैलोरी) **फल**—1 मध्य आकार का (60 कैलोरी)	**80 कैलोरी**
डिनर	**सलाद**—1 मध्य आकार की प्लेट (20 कैलोरी) **हरी पत्तेदार सब्जियाँ**—1 मध्य आकार की कटोरी (75 कैलोरी) **दाल** (साबुत)—1 मध्य आकार की कटोरी (150 कैलोरी) या 1 मध्य आकार की चपाती (85 कैलोरी)	**330 कैलोरी**

1400 कैलोरी दिन की डाईट योजना

शाकाहारी

खाद्य समूह	**मात्रा**	**घरेलू माप-तौल**
दूध (टोंड)	450 मिलीलीटर	$1\frac{1}{2}$ मध्य आकार का गिलास
अनाज	125 ग्राम	5 रोटियाँ
दालें	60 ग्राम	2 मध्य आकार की कटोरी
हरी पत्तेदार सब्जियाँ	350 ग्राम	3 मध्य आकार की कटोरी
अन्य सब्जियाँ	100 ग्राम	1 मध्य आकार की कटोरी
फल	250 ग्राम	2 मध्य आकार के
कुकिंग तेल	15 मिलीलीटर	3 टीस्पून
चीनी	शून्य	शून्य
नट्स	7 ग्राम	5 बादाम या 2 आधे अखरोट

सुबह	**चाय**—दूध के साथ 1 कप (20 कैलोरी) **नट्स**—आधे का सेवन (30 कैलोरी) (5 बादाम या 2 आधे अखरोट)	**50 कैलोरी**
नाश्ता	1 मध्य आकार की कटोरी पकी दलिया/ ह्वीट (गेहूँ) प्लेक्स/ सब्जियों का पोहा/ सब्जियों का उपमा/ 2 इडली/ 1 छोटा डोसा/2 स्लाइस ब्रेड (वेज सैंडविच)/ 1 सब्जी (पालक) भरी रोटी (220 कैलोरी) **दूध** (टोंड)—1 गिलास (130 कैलोरी) या 1 उबला अंडा (100 कैलोरी)	**350 कैलोरी**
मध्य सुबह	**फल**—1 मध्य आकार का (सेब/ संतरा/ अमरुद/ नाशपाती) (60 कैलोरी)	**60 कैलोरी**
लंच	**सलाद**—1 मध्य आकार की प्लेट (20 कैलोरी) **हरी पत्तेदार सब्जियाँ**—1 कटोरी (50 कैलोरी) **दाल** (साबुत)—1 मध्य आकार की कटोरी (150 कैलोरी) **दही/ सब्जी रायता**—1 छोटी कटोरी (130 कैलोरी) 2 मध्य आकार की चपातियाँ/ 2 मध्य आकार की कटोरी चावल (170 कैलोरी)	**520 कैलोरी**
शाम की चाय	**चाय**—दूध के साथ 1 कप (20 कैलोरी) **फल**—1 मध्य आकार का (60 कैलोरी)	**80 कैलोरी**
डिनर	**सलाद**—1 मध्य आकार की प्लेट (20 कैलोरी) **मिक्स सब्जियाँ**—1 मध्य आकार की कटोरी (70) **दाल**—1 मध्य आकार की कटोरी (150 कैलोरी) या 1 मध्य आकार की चपाती (85 कैलोरी)	**325 कैलोरी**

1600 कैलोरी/ दिन की डाईट योजना
शाकाहारी

खाद्य समूह	मात्रा	घरेलू माप-तौल
दूध (टोंड)	500 मिलीलीटर	2 मध्य आकार का गिलास
अनाज	150 ग्राम	6 बार
दालें	60 ग्राम	2 मध्य आकार की कटोरी
हरी पत्तेदार सब्जियाँ	350 ग्राम	3 मध्य आकार की कटोरी
अन्य सब्जियाँ	100 ग्राम	1 मध्य आकार की कटोरी
फल	250 ग्राम	2 मध्य आकार के
कुकिंग तेल	15 मिलीलीटर	3 टी स्पून
चीनी	शून्य	शून्य
नट्स	7 ग्राम	7 बादाम या 4 आधे अखरोट

सुबह	**चाय**—दूध के साथ 1 कप (20 कैलोरी) **नट्स**—आधे का सेवन (30 कैलोरी) (5 बादाम या 2 आधे अखरोट)	**50 कैलोरी**
नाश्ता	1 मध्य आकार की कटोरी पकी दलिया या ह्वीट (गेहूँ) फ्लेक्स/ सब्जियों का पोहा/ सब्जियों का उपमा/ 2 इडली/ 1 छोटा डोसा/ 2 स्लाइस ब्रेड (वेज सेंडविच)/ 1 सब्जी (पालक) भरी रोटी (220 कैलोरी) **दूध** (टोंड)—1 गिलास (130 कैलोरी) या 1 उबला अंडा (100 कैलोरी)	**350 कैलोरी**
मध्य सुबह	**फल**—1 मध्य आकार का (सेब/ संतरा/ अमरुद/ नाशपाती) (60 कैलोरी)	**60 कैलोरी**
लंच	**सलाद**—1 मध्य आकार की प्लेट (20 कैलोरी) **हरी पत्तेदार सब्जियाँ**—2 मध्य आकार की कटोरी (100 कैलोरी)	**570 कैलोरी**

	दाल (साबुत)—1 मध्य आकार की कटोरी (150 कैलोरी) **दही/ सब्जी रायता**—1 छोटी कटोरी (130 कैलोरी) 2 मध्य आकार की चपातियाँ/2 मध्य आकार की कटोरी चावल (170 कैलोरी)	
शाम की चाय	**चाय**—दूध के साथ 1 कप (20 कैलोरी) **फल**—1 मध्य आकार का (60 कैलोरी)	**80 कैलोरी**
डिनर	**सलाद**—1 मध्य आकार की प्लेट (20 कैलोरी) **मिक्स सब्जियाँ**—1 मध्य आकार की कटोरी (70 कैलोरी) **दाल**—1 मध्य आकार की कटोरी (150 कैलोरी) या 2 मध्य आकार की चपाती (170 कैलोरी)	**410 कैलोरी**

1800 कैलोरी/ दिन की डाईट योजना

शाकाहारी

खाद्य समूह	**मात्रा**	**घरेलू माप-तौल**
दूध (टोंड)	750 मिलीलीटर	3 मध्य आकार का गिलास
अनाज	200 ग्राम	7–8 सेवन
दालें	60 ग्राम	2 मध्य आकार की कटोरी
हरी पत्तेदार सब्जियाँ	300 ग्राम	3 मध्य आकार की कटोरी
अन्य सब्जियाँ	200 ग्राम	2 मध्य आकार की कटोरी
फल	300 ग्राम	3 मध्य आकार के
कुकिंग तेल	15–20 मिली.	3–4 टी स्पून
चीनी	शून्य	शून्य
नट्स	12 ग्राम	8 बादाम या 4 आधे अखरोट

सुबह	**चाय**—दूध के साथ 1 कप (20 कैलोरी) 2 मैरी बिस्कुट (30 कैलोरी)	**50 कैलोरी**

नाश्ता	सब्जी (पालक) से भरी 2 रोटियाँ/ 2 मध्य आकार की कटोरी पकी दलिया/ ह्वीट (गेहूँ) फ्लेक्स/ सब्जियों का पोहा/ सब्जियों का उपमा/ 2-3 इडली/ 2 छोटे डोसे/ 2 स्लाइस ब्रेड (वेज सैंडविच) (220 कैलोरी) **दूध** (टोंड)—1 गिलास (130 कैलोरी) **नट्स**—आधे का सेवन (7 बादाम या 4 आधे अखरोट) (30 कैलोरी)	**380 कैलोरी**
मध्य सुबह	**फल**—1 मध्य आकार का (सेब/ संतरा/ अमरुद/ नाशपाती) (60 कैलोरी)	**60 कैलोरी**
लंच	**सलाद**—1 मध्य आकार की प्लेट (20 कैलोरी) **हरी पत्तेदार सब्जियाँ**—2 मध्य आकार की कटोरी (100 कैलोरी) **दाल** (साबुत)—1 मध्य आकार की कटोरी (150 कैलोरी) **दही/ सब्जी रायता**—1 छोटी कटोरी (130 कैलोरी) **चपातियाँ/ इडली/ प्लेन डोसा**—3 मध्य आकार की (225 कैलोरी) या 2 मध्य आकार की कटोरी चावल + 1 चपाती (225 कैलोरी)	**655 कैलोरी**
शाम की चाय	**चाय/ दूध/ फ्रेश लाइम**—1 कप (बिना चीनी)(20 कैलोरी) **सेकी हुई चना दाल मिक्सचर**—1 कटोरी (50 कैलोरी) **फल**—1 मध्य आकार का (60 कैलोरी)	**70 कैलोरी**
डिनर	**सलाद**—1 मध्य आकार की प्लेट (20 कैलोरी) **मिक्स सब्जियाँ**—1 मध्य आकार की कटोरी (100 कैलोरी) **दाल**—1 मध्य आकार की कटोरी	

(150 कैलोरी) या
रसे के साथ चिकन/ मछली के 2 छोटे टुकड़े (150 कैलोरी) **625 कैलोरी**
2 मध्य आकार की चपाती + 1 मध्य आकार की कटोरी चावल (225 कैलोरी)
फ्रूट दही—1 छोटी कटोरी (100 कैलोरी)

□

82

आहार संबंधी सुझाव

- भोजन निश्चित समय पर ही करें। भूख न लगने पर जबरदस्ती खाने की आदत न डालें।
- हमेशा स्वच्छ, ताजा और गरम भोजन ही ग्रहण करें।
- भोजन स्वच्छ व शांत स्थान पर ही करना चाहिए।
- भोजन बैठकर ही करें। बैठने पर पेट भर जाने का अनुमान लगाना सरल होता है।
- भोजन सदैव प्रसन्न मन से ही करना चाहिए। चिंता, तनाव, क्रोध, ईर्ष्या, चंचलता जैसे मनोभावों में भोजन ठीक से नहीं किया जा सकता। ऐसी स्थिति में या तो व्यक्ति थोड़ा ही भोजन कर पाता है या फिर आवश्यकता से अधिक खा लेता है।
- ठूँस-ठूँसकर जबरदस्ती नहीं खाना चाहिए। रुचि न होने पर भोजन करना छोड़ देना चाहिए। बच्चों को भी अधिक खाने के लिए मजबूर नहीं करना चाहिए।
- भोजन के समय बातचीत नहीं करनी चाहिए। भोजन एकाग्र मन से करना चाहिए। भोजन के समय टी.वी. नहीं देखना चाहिए। बहुत से लोगों की आदत होती है कि वे टी.वी. देखते-देखते खाना छोड़ देते हैं या फिर बहुत अधिक खा लेते हैं।
- भोजन के समय पानी कम पीना चाहिए। भोजन के बीच में पानी पीते रहने से आहारनलिका के आवश्यक सांद्र क्षीण हो जाते हैं, जिसके कारण भोजन का पाचन ठीक से नहीं हो पाता।
- कठोर परिश्रम या व्यायाम के तुरंत बाद भोजन नहीं करना चाहिए।
- भोजन धीरे-धीरे और खूब चबा-चबाकर करना चाहिए। बहुत से लोग भोजन को जल्दी-जल्दी बिना चबाए ही निगल जाते हैं। भोजन दाँतों से जितना चबाया

जाता है उतनी ही पाचन-क्रिया सरल हो जाती है। जल्दी-जल्दी खाने पर आप आवश्यकता से अधिक भी खा लेते हैं।

- भोजन चलते-चलते या हड़बड़ी में कभी नहीं करना चाहिए।
- दिन के भोजन के बाद थोड़ा सा आराम कर लेना उचित होता है; जबकि रात के भोजन के तुरंत बाद कुछ टहल लेना चाहिए।
- भोजन के बाद तीन घंटे तक कुछ नहीं खाना चाहिए। सामान्य परिस्थितियों में दो बार के भोजन के समय के बीच कम-से-कम पाँच घंटे का अंतर अवश्य रखें।
- सुबह उठने पर एक-दो गिलास सादा पानी लेना ठीक रहता है। इससे पाचन प्रणाली स्वस्थ रहती है।
- कब्ज या अम्लता जैसी कोई समस्या हो तो एक बार का खाना छोड़ देना या उपवास कर लेना अच्छा रहता है।

□

83

विश्वसनीय आहार नियंत्रण योजना

अधिकतर लोग, जो अपना मोटापा कम करना चाहते हैं, वे तुरंत ही आहार नियंत्रण करने की सोच लेते हैं। आहार नियंत्रण द्वारा मोटापा कम करने की इच्छा लगभग सभी मोटे लोगों पर सवार रहती है।

आहार नियंत्रण द्वारा मोटापा तो घटाया जा सकता है, लेकिन इसे बनाए रखने के लिए आहार नियंत्रण लगातार जारी रखनी होगी। वजन घट जाने पर आपको पहलेवाले खान-पान के ढंग को नहीं अपनाना है। यदि आप ऐसा नहीं करते हैं तो कुछ ही समय में आपका शरीर पहलेवाली मोटापे की स्थिति में आ जाएगा। आहार नियंत्रण के साथ एक अन्य महत्त्वपूर्ण पहलू जुड़ा है—व्यायाम। डाइटिंग करने मात्र से आप मोटापा स्थायी रूप से नहीं घटा सकते। इसके लिए व्यायाम भी आवश्यक है। वजन घटाने में आहार नियंत्रण तथा व्यायामों का बराबर योगदान है। अतः इन्हें साथ-साथ व्यवहार में लाना आवश्यक है।

आहार नियंत्रण के कई प्रकार हैं। इसके बारे में आहार विशेषज्ञ एकमत नहीं हुए हैं; परंतु क्रैश या फेड डाइटिंग विधियाँ बहुत ही हानिकारक हैं, यह बात सभी को मान्य है। सामान्य और विश्वसनीय आहार नियंत्रण योजना ही आपको आपके लक्ष्य तक पहुँचा सकती है। यह आहार नियंत्रण पूरी तरह सुरक्षित और प्रभावशाली होती है।

भोजन की अतिरिक्त मात्रा ही शरीर में चरबी या वसा के रूप में इकट्ठी होती है। माना आप 2,500 कैलोरी ऊर्जावाला भोजन करते हैं, जबकि आपके दैनिक क्रियाकलापों में सिर्फ 2,000 कैलोरी ऊर्जा ही खर्च हो पाती है, तब बाकी 500 कैलोरी ऊर्जा शरीर में वसा के रूप में संचित हो जाएगी। यदि आप भोजन में केवल 1,000 कैलोरी लेते हैं तो शरीर के लिए आवश्यक बाकी 1,000 कैलोरी ऊर्जा की पूर्ति निश्चित रूप से आपके शरीर में संचित अनावश्यक वसा (चरबी) से होगी।

इस प्रकार आपके शरीर की वसा ऊर्जा में बदलकर कम होती रहती है और वजन

में कमी आती है। एक सामान्य डाइटिंग के द्वारा यदि आप एक दिन में 500 कैलोरी भोजन कम खाते हैं तो आपका वजन हफ्ते भर में लगभग आधा किलोग्राम कम हो जाएगा। यह आहार नियंत्रण योजना पूरी तरह से सुरक्षित है और आपको इसका प्रभाव प्रत्यक्ष रूप से भी दिखाई देगा।

वास्तव में एक विश्वसनीय आहार नियंत्रण योजना वही है, जिसमें ऊर्जा की मात्रा धीरे-धीरे कम की जाए। इससे हफ्ते में 250 ग्राम से 500 ग्राम तक वजन कम होना चाहिए। एक अच्छी आहार नियंत्रण योजना के लिए आपको जीवन-शैली में भी परिवर्तन लाना चाहिए। आपको अपने खाने-पीने के तौर-तरीकों में परिवर्तन करके उन्हें सामान्य बनाना होगा।

एक नियंत्रित आहार योजना द्वारा आपको भोजन के सभी आवश्यक तत्त्वों की पर्याप्त मात्रा मिलनी चाहिए। यह योजना खर्चीली भी नहीं होनी चाहिए, ताकि आप इसे सुविधाजनक ढंग से नियमित रख सकें। इस योजना के साथ-साथ आपको लगातार व्यायाम और आसनों का अभ्यास भी करना चाहिए।

□

84

नियंत्रित आहार योजना–1

सुबह उठने पर

बिना चीनी की चाय या सादा अथवा नींबू पानी।

सुबह का नाश्ता

एक गिलास मलाई निकला हुआ दूध, डबल रोटी के दो पतले स्लाइस अथवा गेहूँ का एक कटोरी दलिया।

दोपहर का भोजन

चावल अथवा रोटियाँ	—	4 पतली व बिना चुपड़ी रोटियाँ
सब्जी	—	आवश्यकतानुसार
दाल	—	लगभग 1 कटोरी
दही	—	लगभग 150 ग्राम
मांस या मछली	—	लगभग 100 ग्राम
पनीर	—	60 ग्राम

शाम का नाश्ता

फलों का रस	—	बिना चीनी का
चाय	—	बिना चीनी की
कॉफी	—	बिना चीनी की
कोई भी फल	—	एक या दो से अधिक नहीं

रात का भोजन

रोटियाँ	—	बिना चुपड़ी 4 पतली रोटियाँ
सब्जी	—	आवश्यकतानुसार
दाल	—	लगभग 1 कटोरी
सलाद	—	अधिक-से-अधिक
हरी पत्तेदार सब्जियाँ	—	आवश्यकतानुसार
अचार	—	कम-से-कम मात्रा में या बिलकुल नहीं
पनीर	—	60 ग्राम

□

85

नियंत्रित आहार योजना–2

सुबह उठने पर

चाय	—	स्किम्ड दूध और बिना चीनी की अथवा सादा
या नींबू पानी	—	1 गिलास

सुबह का नाश्ता

फल	—	कोई भी हो, परंतु एक से अधिक नहीं
दूध	—	मलाई निकाला हुआ, 1 गिलास
अथवा अंडा	—	एक से अधिक नहीं
चाय	—	बिना चीनी की

दोपहर का भोजन

चावल	—	उबले व बिना पॉलिश किए हुए (80 ग्राम)
सब्जी	—	आवश्यकतानुसार
सलाद	—	अधिक-से-अधिक
दही	—	लगभग 100 ग्राम
मांस या मछली	—	लगभग 100 ग्राम

शाम का नाश्ता

दूध	—	स्किम्ड दूध एक छोटा गिलास
चाय या कॉफी	—	बिना चीनी
अथवा फल	—	कोई भी एक

रात का भोजन

रोटियाँ	—	बिना चुपड़ी 4 पतली रोटियाँ
सब्जी	—	आवश्यकतानुसार
सलाद	—	अधिक-से-अधिक
दाल	—	अंकुरित करके बनाई हुई (एक कटोरी)
अथवा मांस	—	लगभग 60 ग्राम

□

86

नियंत्रित आहार योजना–3

सुबह उठने पर

चाय	—	स्किम्ड दूध और बिना चीनी की
अथवा फलों का रस	—	1 गिलास (बिना चीनी का)

सुबह का नाश्ता

डबल रोटी	—	दो स्लाइस
चाय	—	स्किम्ड दूध की और बिना चीनी की
अंडा	—	एक
अथवा दूध	—	स्किम्ड दूध एक गिलास

दोपहर का भोजन

रोटियाँ	—	4 पतली रोटियाँ बिना चुपड़ी हुई
अथवा चावल	—	लगभग 80 ग्राम
दाल	—	लगभग 60 ग्राम
सब्जी	—	लगभग 30 ग्राम
सलाद	—	अधिक-से-अधिक

शाम का नाश्ता

चाय	—	बिना चीनी, स्किम्ड दूध की
अथवा दाल का सूप	—	लगभग 30 ग्राम
फल	—	कोई भी एक

रात का भोजन

रोटियाँ	— बिना चुपड़ी 4 पतली रोटियाँ
सब्जी (मटर या बंद गोभी)	— लगभग 50 ग्राम
सलाद (प्याज, टमाटर, गाजर)	— अधिक-से-अधिक
हरी पत्तेदार सब्जी	— लगभग 40 ग्राम
अथवा पनीर	— लगभग 30 ग्राम

□

87

नियंत्रित आहार योजना–4

सुबह उठने पर

नींबू पानी	—	बिना चीनी 1 गिलास
अथवा एक फल	—	कोई भी एक

सुबह का नाश्ता

कॉफी या चाय	—	बिना चीनी, स्किम्ड दूध की
अथवा फलों का रस	—	एक गिलास

दोपहर का भोजन

सब्जी का सूप	—	आधा कटोरी
रोटियाँ	—	3 पतली रोटियाँ बिना चुपड़ी हुईं
दाल	—	1 कटोरी
अथवा मांस या मछली	—	भाप से पका हुआ लगभग 100 ग्राम
सलाद	—	अधिक-से-अधिक
अथवा दही	—	1 कटोरी

शाम का नाश्ता

नींबू पानी	—	बिना चीनी
अथवा चाय	—	स्किम्ड दूधवाली, बिना चीनी
अथवा फलों का रस	—	एक गिलास

रात का भोजन

रोटियाँ	— बिना चुपड़ी 4 पतली रोटियाँ
सब्जी	— कोई भी (लगभग 1 कटोरी)
अथवा चावल	— उबला हुआ लगभग 100 ग्राम
सलाद (प्याज, टमाटर, गाजर)	— अधिक-से-अधिक
हरी पत्तेदार सब्जी	— लगभग 60 ग्राम

□

88

संतुलित रहे कोलेस्ट्रॉल की मात्रा

कोलेस्ट्रॉल वसा का ही एक रूप है। यह व्युत्पन्न वसाओं की श्रेणी के अंतर्गत आता है। कोलेस्ट्रॉल एक मोम-सदृश व चरबी के समान चिकनाई-युक्त तत्त्व है। यह शरीर के लिए बहुत आवश्यक है। शरीर अपनी आवश्यकतानुसार कोलेस्ट्रॉल का निर्माण स्वयं करता है। हमें कोलेस्ट्रॉल भोजन के रूप में बाहर से लेने की आवश्यकता नहीं पड़ती। कोलेस्ट्रॉल हमारे रक्त में पाया जाता है। यह शरीर की कोशिका-भित्तियों या दीवारों, सेक्स हारमोनों—इस्ट्रोजेन और प्रोजोस्ट्रॉन व कई आवश्यक तत्त्वों के निर्माण में सहायक होता है। शरीर के तंत्रिका तंत्र में यह संदेशवाहक के रूप में भी कार्य करता है।

सभी चरबी-युक्त आहारों में कोलेस्ट्रॉल पाया जाता है। इनके अधिक प्रयोग से शरीर में कोलेस्ट्रोल की अधिकता हो जाती है, जो स्वास्थ्य के लिए हानिकारक हो सकती है।

शरीर में कोलेस्ट्रॉल लिपोप्रोटीन का निर्माण करने के लिए प्रोटीन के साथ जुड़ जाता है। यह लिपोप्रोटीन दो प्रकार का होता है—पहला निम्न घनत्व लिपोप्रोटीन और दूसरा उच्च घनत्व लिपोप्रोटीन। इन्हें लघु रूप में एल.डी.एल. व एच.डी.एल. भी कहा जाता है।

एल.डी.एल. में एच.डी.एल. की तुलना में अधिक वसा पाई जाती है। इसके कारण यह लिपोप्रोटीन हलकी होती है और पानी में तैरती रहती है। इस लिपोप्रोटीन के कारण रक्त की धमनियों या नलिकाओं की दीवारों पर कोलेस्ट्रॉल जमा हो जाता है। रक्त में एल.डी.एल. की अधिकता के कारण रक्त की धमनियाँ सँकरी हो जाती हैं। इसके कारण रक्त-प्रवाह में बाधा आती है। प्राय: सभी हृदय रोग इसी से संबंधित होते हैं।

इसके विपरीत, रक्त में एच.डी.एल. की अधिक मात्रा स्वास्थ्य के लिए हमेशा ही लाभदायक रहती है। एच.डी.एल. रक्त की धमनियों या नलिकाओं से कोलेस्ट्रॉल को

हटाकर लीवर में पहुँचा देता है, जहाँ से इसका उत्सर्जन हो जाता है।

शरीर में कोलेस्ट्रॉल की मात्रा सामान्य बनाए रखने के लिए आवश्यक है कि वसा वाले भोजन का कम प्रयोग किया जाए। वानस्पतिक स्रोतों से मिलनेवाले तेलों, जैसे—सोयाबीन, सूरजमुखी आदि के तेल में कोलेस्ट्रॉल कम होता है। अत: मांस, दूध आदि का प्रयोग न करते हुए वानस्पतिक स्रोतों से प्राप्त तेलों का ही प्रयोग करना चाहिए। □

89

वसा और मोटापे का रिश्ता

वसा या लिपिड्य भोजन का एक अभिन्न अंग है और ऊर्जा का एक अच्छा स्रोत भी। भोजन के अन्य पोषक तत्त्वों की अपेक्षा शरीर में जमा वसा (चरबी) से अधिक कैलोरी ऊर्जा प्राप्त होती है। वसा शरीर की गरमी नियंत्रित रखती है और घुलनशील विटामिन जैसे—ए, डी, के और ई को सुरक्षित रखती है। वसा हारमोनों के निर्माण और थक्का जमने की प्रक्रिया में भी सहायक होती है।

वसा मुख्यत: दो प्रकार की होती है—संतृप्त और असंतृप्त।

संतृप्त वसा कमरे के सामान्य तापमान पर ठोस रूप में रहती है। यह वसा पशु उत्पादों, जैसे—मांस, मक्खन, दूध और कुछ तेलों, जैसे—नारियल, ताड़ की गिरी का तेल आदि में पाई जाती है। यह संतृप्त वसा हृदय रोगों और कैंसर का कारण बनती है।

असंतृप्त वसा वानस्पतिक स्रोतों से प्राप्त होती है। यह वसा कमरे के साधारण तापमान पर तरल रूप में रहती है। असंतृप्त वसा के दो प्रकार होते हैं—बहु असंतृप्त (पोली अनसेचुरेटेड) और एकल असंतृप्त (मोनो अनसेचुरेटेड)।

बहुत असंतृप्त वसा के अंतर्गत सूरजमुखी, सोयाबीन, कपास, तिल, मक्का आदि के तेल और एकल असंतृप्त वसा के अंतर्गत मूँगफली, जैतून, केनोला आदि के तेल आते हैं।

सामान्यत: वसा हमारे शरीर को गरमी और ऊर्जा प्रदान करती है। जब हमारे भोजन में वसा की मात्रा अधिक हो तो शरीर अतिरिक्त वसा को संचित कर देता है। यह संचित वसा संकट काल के लिए ऊर्जा प्राप्त करने के विकल्प के रूप में रहती है।

आवश्यकता पड़ने पर यह वसा कार्बोहाइड्रेट्स में बदल जाती है और शरीर को ऊर्जा प्रदान करती है।

शरीर में वसा का संचय वसा कोशिकाओं में होता है। एक सामान्य व्यक्ति के शरीर में लगभग 30 अरब वसा कोशिकाएँ होती हैं। वसा कोशिकाओं का आकार

परिवर्तनशील होता है। शरीर में वसा के अधिक होने पर इनकी संख्या में और भी बढ़ोतरी होती है। लगातार वसा वाला आहार अधिक मात्रा में ग्रहण करते रहने पर शरीर में संचित वसा का कभी उपयोग नहीं होता, साथ ही वसा कोशिकाओं का आकार और संख्या बढ़ती रहती है। फलस्वरूप व्यक्ति कुछ ही समय में मोटा हो जाता है।

□

90

विभिन्न खाद्य पदार्थों में कैलोरी की गणना

(प्रति 100 ग्राम)

खाद्य पदार्थ	*कैलोरी मात्रा*	*खाद्य पदार्थ*	*कैलोरी मात्रा*
1. अनाज			
बाजरा	356	मक्का (सूखा)	342
चावल	345	गेहूँ	341
मैदा	348		
2. दाल			
दाल (धुली)	350	चना, मटर	360
राजमा	346	चने की दाल	340
3. गाँठ			
गाजर	47	आलू	97
प्याज	59	मूली	17
4. पत्तेवाली सब्जियाँ			
धनिया, चौलाई	46	मेथी, बथुआ	50
पालक	26	बंदगोभी	27
धनिया	44	पुदीना	48
5. मछली-मांस-अंडा			
सिंघाड़ा, मछली	111	मांस	194
अंडा	173		
6. दूध आदि			
दही	60	भैंस का दूध	118

पनीर	292	खोया	421
छाछ	15		
घी	900		

7. फल

चीकू	118	सेब	55
केला	79	अमरूद	51
आम (कलमी)	70	संतरा	40
पपीता	70		

□

91

कैलोरी और मोटापा

एक व्यक्ति के लिए आवश्यक कुल कैलोरी उसकी उम्र, लिंग और काम के प्रकार आदि कारकों पर निर्भर करती है। विभिन्न सर्वेक्षणों के अनुसार, औसत पुरुष की दैनिक कैलोरी आवश्यकता लगभग 2,500 कैलोरी और औसत स्त्री की दैनिक कैलोरी आवश्यकता लगभग 2,100 कैलोरी है। कोई भी व्यक्ति जितना अधिक क्रियाशील रहता है, उसे उतनी ही अधिक कैलोरी की आवश्यकता होती है।

प्रौढ़ और वृद्ध लोग युवाओं की अपेक्षा कम ऊर्जा व्यय करते हैं, अतः उनके भोजन की आवश्यक कैलोरी मात्रा धीरे-धीरे कम होती जाती है। इसी प्रकार सामान्य स्त्रियों की अपेक्षा गर्भवती व स्तनपान करानेवाली स्त्रियों को अधिक कैलोरी मात्रावाले भोजन की आवश्यकता पड़ती है।

मोटापे का मुख्य कारण कैलोरी पर निर्भर करता है। माना किसी व्यक्ति को प्रतिदिन 2,500 कैलोरी ऊर्जा की आवश्यकता होती है। वह ठीक 2,500 कैलोरी ऊर्जा वाला भोजन ही ग्रहण करता है तो उसका शरीर स्वस्थ रहेगा और वजन भी स्थिर रहेगा। इस प्रकार व्यक्ति द्वारा ग्रहण किए जानेवाले भोजन से प्राप्त पूरी कैलोरी खर्च हो जाती है। इसके विपरीत, यदि वह व्यक्ति आवश्यक कैलोरी से 500 कैलोरी अधिक ऊर्जा वाला भोजन करता है तो वह एक सप्ताह में लगभग 3,500 कैलोरी भोजन अतिरिक्त रूप से खा जाएगा। इसका परिणाम यही होगा कि उसका वजन बढ़ जाएगा। वर्षों तक अतिरिक्त कैलोरीवाला भोजन लेते रहने पर वह व्यक्ति मोटापे का शिकार हो जाता है।

यदि कोई व्यक्ति अधिक कैलोरीवाला भोजन लेता है और परिश्रम का कार्य या व्यायाम करता रहता है तो कैलोरी व्यय होती रहती है। इससे व्यक्ति का शरीर सुडौल और सुंदर बना रहता है।

लगभग 50 कैलोरी ऊर्जा तो आप बहुत ही कम समय में और आसान उपायों द्वारा व्यय कर सकते हैं। ये उपाय निम्नलिखित हैं—

- 7 मिनट तेजी से चलते हुए या जॉगिंग करते हुए।
- 8 मिनट तक तेज गति से नाचते हुए।
- 15 मिनट सामान्य गति से साइकिल चलाकर।
- 10 मिनट तक हलका व्यायाम करते हुए।
- 6 मिनट तक रस्सी कूदते हुए।
- 9 मिनट तक तैरते हुए।
- 12 मिनट तक टेनिस खेलते हुए।

□

92

शरीर में बढ़ती चरबी को कैसे रोकें

मोटापे का वसा से सीधा संबंध है। शरीर में वसा कोशिकाएँ आकार और संख्या में बढ़ती रहती हैं। इसकी निरंतर वृद्धि से शरीर फूलता चला जाता है। इसके साथ-ही-साथ शरीर में कोलेस्ट्रॉल का स्तर भी बढ़ता जाता है। फलस्वरूप मोटापे के साथ ही दूसरी समस्याएँ भी उत्पन्न हो जाती हैं। इन सभी समस्याओं से छुटकारा पाने के लिए भोजन में वसा की मात्रा पर नियंत्रण पाना जरूरी होता है। इसके लिए यदि समय रहते प्रयत्न न किया जाए तो यह असाध्य हो सकता है।

एक सामान्य व्यक्ति साल भर में लगभग 45 किलोग्राम वसा का उपभोग करता है। एक स्वस्थ व्यक्ति के लिए आवश्यक है कि वह भोजन द्वारा आवश्यक कैलोरी मात्रा का 30 प्रतिशत भाग ही वसा से प्राप्त करे। इस 30 प्रतिशत वसा में संतृप्त वसा (पशुओं से प्राप्त चरबी, नारियल, पाम का तेल आदि) का भाग केवल 10 प्रतिशत ही होना चाहिए। बाकी का 20 प्रतिशत भाग असंतृप्त वसा (सोयाबीन, सूरजमुखी आदि का तेल) से ही प्राप्त होना चाहिए।

मोटे व्यक्तियों को चाहिए कि वे वसावाले भोज्य पदार्थों को भोजन में न के बराबर ही शामिल करें। विभिन्नताओं वाला भोजन, जिसमें सब्जियाँ, फल, अनाज आदि अधिक मात्रा में हों, व्यक्ति को मोटा होने से रोकता है। इससे आप सभी पोषक तत्त्व भी प्राप्त कर पाएँगे।

भोजन में वसा को कम-से-कम मात्रा में प्रयोग करने के लिए आगे दिए गए सुझावों पर ध्यान दें—

- घी या तेल से बने खाद्यों का प्रयोग कम-से-कम करें। वनस्पति घी या तेल का प्रयोग करें, लेकिन कम-से-कम।
- खाने की चीजों को भूनकर या तलकर बनाने की अपेक्षा उबालकर, भाप में या आग में पकाकर बनाएँ।
- मलाई निकाले हुए दूध का ही प्रयोग करें।

□

93

रेशदार-युक्त आहार का सेवन करें

फाइबर हमारी पाचन-प्रक्रिया में पेट साफ करनेवाली दवाओं का काम करते हैं। ये शरीर को किसी प्रकार की हानि नहीं पहुँचाते। रेशेदार-युक्त आहार ग्रहण करने के बाद जब हम पानी पीते हैं तो ये स्पंज की तरह फूल जाते हैं। फूल जाने पर ये मुलायम रहते हैं और आहार नाल की दीवारों की सफाई करते हुए गुजरते हैं। ऐसा होने पर आहार नाल में सभी अवशिष्ट और विषैले पदार्थ अधिक देर तक नहीं टिक पाते। रेशेदार आहार त्यागने की प्रक्रिया को उत्तेजित करते हैं और पेट की सफाई करते हैं।

स्वास्थ्य विशेषज्ञों के अनुसार, भोजन में रेशेदार-युक्त खाद्यों की कमी के कारण ही पेट में कब्ज होती है। कब्ज होने पर अवशिष्ट पदार्थों के कण बड़ी आँत की दीवारों से चिपके रह जाते हैं। इन अवशिष्ट पदार्थों से कई प्रकार के विष बन जाते हैं, जो आँत के कैंसर का कारण बनते हैं। बिना रेशेदार-युक्त खाद्य, जैसे—मांस और दुग्ध उत्पाद आदि का प्रयोग अधिक करने पर शरीर में वसा और कोलेस्ट्रॉल की मात्रा अधिक होती रहती है। इसका परिणाम धमनियों का सँकरा होना और हृदय रोग के रूप में होता है। रिफाइंड कार्बोहाइड्रेट्स में रेशेदार खाद्यान्न की मात्रा कम होती है। ये भी मोटापा, मधुमेह, बड़ी आँत के कैंसर और कई अन्य रोगों के विकसित होने में अहम भूमिका निभाते हैं।

रेशेदार खाद्यान्न शरीर में वसा और कोलेस्ट्रॉल का जमाव नहीं होने देता। यह मोटापा, मधुमेह, हृदय रोग, पथरी, बार-बार होनेवाली कब्ज आदि के रोगियों के लिए बहुत अधिक लाभदायक है।

सामान्य व्यक्ति को प्रतिदिन कम-से-कम आहार 30 ग्राम रेशेदार-युक्त आहार की जरूरत होती है। ऐसा नहीं है कि रेशेदार भोजन में अतिरिक्त रूप से शामिल किए जाए। एक संतुलित आहार के माध्यम से आप विभिन्न प्रकार के रेशेदार आहार और उचित पोषण प्राप्त कर सकते हैं। प्रतिदिन के भोजन में रेशेदार-युक्त खाद्यों का प्रयोग

करते रहने से स्वास्थ्य पर अनुकूल प्रभाव पड़ता है। विशेष रूप से मोटे लोगों को हरी सब्जियों; जैसे—पालक, मेथी, बथुआ, फलियों आदि का भोजन में अधिक प्रयोग करना चाहिए। गेहूँ के आटे को छानना नहीं चाहिए। मोटे पिसे आटे में चोकर अधिक रहता है। यदि आप चोकर को छान लेते हैं तो इसे फेंकिए मत। इसको दही के साथ लिया जा सकता है या फिर हलवे में मिलाया जा सकता है।

यदि आप मीठा पसंद करते हैं तो मिठाई या दूसरी मीठी चीजों के स्थान पर सेब, नाशपाती, अंगूर, केला, आलूबुखारा आदि फलों का सेवन करें। ये सभी फल रेशेदार के अच्छे स्रोत हैं।

□

94

आहार संबंधी भ्रांतियाँ

शहद मोटापा घटाने के लिए उत्तम औषधि

यह जानना आवश्यक है कि शहद से हमें कार्बोहाइड्रेट्स के अलावा कोई भी आवश्यक पोषक तत्त्व प्राप्त नहीं होता। शहद मोटापा कम करने में किसी प्रकार भी सहायक नहीं होता, चाहे इसे सादे पानी में डालकर लिया जाए या फिर नींबू पानी में डालकर।

सुबह-सुबह पानी पीना मोटापा कम करने में लाभदायक

बहुत से लोगों की धारणा है कि सुबह सोकर उठने के बाद एक गिलास गरम पानी पीना मोटापा घटाने में मदद करता है। यह धारणा बिलकुल निराधार है। कुछ लोग मानते हैं कि दिन भर में लगभग ढाई लीटर पानी पीने से वजन में कमी आती है। यह विचार भी उचित नहीं है। ऐसा केवल तभी हो सकता है, जब व्यक्ति खाना-पीना छोड़कर केवल ढाई लीटर पानी ही पिए।

ठंडा पानी मोटा करनेवाला होता है

पानी कोई भोजन नहीं है, अतः इससे मोटापा नहीं आ सकता। यह तथ्य केवल सादे या फ्रिज के पानी पर लागू होता है। मीठे और गैस से बने पेय, जैसे—शरबत, फलों का रस आदि मोटापा उत्पन्न कर सकते हैं।

मोटापा घटाने के लिए आलू का प्रयोग कम करना

क्या आलू मोटापा बढ़ा सकता है? अनाज और दूसरे खाद्यों की तुलना में आलू मोटापा बढ़ाने में कम उत्तरदायी होता है। वास्तव में एक रोटी एक आलू की तुलना में दोगुना मोटापा बढ़ाती है, फिर यह भ्रांति कि आलू व्यक्ति को मोटा कर देते हैं, बिलकुल निरर्थक है।

नींबू-पानी वजन कम करने में सहायक

बहुत से लोगों का विश्वास है कि नींबू-पानी पीने से वजन में कमी आती है, लेकिन उन्हें इस तथ्य की गहराई ज्ञात नहीं होती। सच तो यह है कि नींबू-पानी में विटामिन सी होता है, जो कोशिकाओं की मरम्मत में सहायता करता है। यह किसी भी तरह से चरबी को कम नहीं करता।

□

95

आहार संबंधी भ्रांतियों से बचें

आहार संबंधी पुरानी धारणाएँ वर्तमान परिवेश में भी सही नहीं है। इन धारणाओं के मुताबिक, चलते रहना भी शरीर के लिए नुकसानदेह साबित हो सकता है—

कैसा पानी पिएँ : खासकर शहरों में आजकल बोतलबंद पानी का इस्तेमाल अधिकाधिक होने लगा है। बोतलबंद पानी को नल के पानी से अधिक पोषक बताकर बेचा जा रहा है। वास्तविकता यह है कि नल के पानी में बोतलबंद पानी की अपेक्षा अधिक खनिज होते हैं। सबसे महत्त्वपूर्ण बात यह है कि बोतलबंद पानी में सोडियम की मात्रा अधिक होती है, जो उच्च रक्तचाप की स्थिति पैदा कर सकती है।

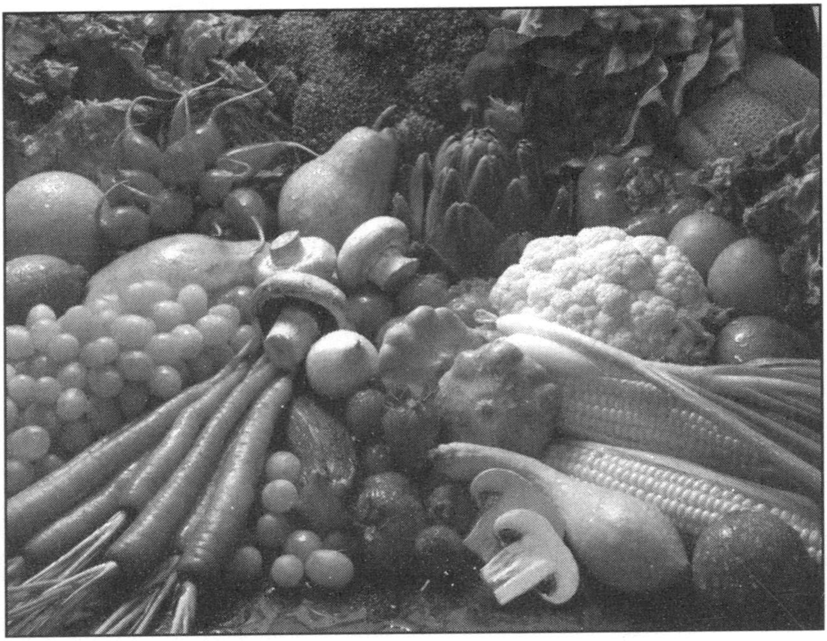

चिकनाई से कितना बचें : वर्तमान समय में चिकनाई को आदमी के स्वास्थ्य के दुश्मन के तौर पर प्रचारित किया जा रहा है। यह काफी हद तक सही भी है; लेकिन इस प्रचार से प्रभावित होकर कई लोग चिकनाईवाले खाद्य पदार्थों से पूरी तरह दूरी बना लेते हैं। इस स्थिति में स्वास्थ्य पर विपरीत प्रभाव पड़ता है। हमारे शरीर को एक दिन में कम-से-कम 25 ग्राम चिकनाई की तथा चिकनाई में घुलनेवाले विटामिन ए, डी, ई, के एवं बीटा कैरोटीन के अवशोषण की आवश्यकता होती है। अतः सीमित मात्रा में चिकनाई का सेवन जरूरी है।

कच्ची सब्जियाँ कितनी जरूरी : कच्ची सब्जियाँ खाने की सलाह हर कोई हर किसी को दे देता है। जरा सोचिए, जिनका पेट कच्ची सब्जियों को पचाने की क्षमता न रखता हो, उनका क्या होगा? वृद्ध, बच्चे एवं पेट की गड़बड़ी से पीड़ित व्यक्तियों के लिए कच्ची सब्जियाँ फायदे की जगह नुकसान कर सकती हैं। इसलिए बेहतर होगा कि थोड़ा पकाने के बाद ही सब्जियों को खाएँ।

प्रोटीन कितना फायदेमंद : देखने में आया है कि लोगों में अत्यधिक प्रोटीन-युक्त खाद्य पदार्थ लेने की होड़ लगी रहती है। खासकर खिलाड़ी प्रोटीन का अधिकाधिक सेवन करने की फिराक में रहते हैं। वास्तविकता यह है कि खिलाड़ियों को अतिरिक्त प्रोटीन की नहीं, बल्कि अतिरिक्त ऊर्जा की जरूरत रहती है। अत्यधिक प्रोटीन हड्डियों से अधिक मात्रा में कैल्शियम की क्षति का कारण बन सकता है।

कितना लें नमक : हमारे देश में आम आदमी लगभग 17 ग्राम नमक का सेवन प्रतिदिन करता है, जो निर्धारित मात्रा 5 ग्राम से तीन गुना अधिक है। अतः आहार में नमक की मात्रा 5 ग्राम से अधिक नहीं होनी चाहिए तथा उच्च रक्तचाप व दिल के रोगियों को 3 ग्राम नमक लेने की सलाह दी जाती है।

□

96

कैलोरी की खपत कर चुस्त-दुरुस्त रहें

आप चाहे जो भी कर रहे हों, आपका शरीर हर समय कैलोरी की खपत कर रहा होता है। जब आप सो रहे होते हैं, उस समय भी प्रति घंटा 50 से 85 कैलोरी की खपत हो जाती है। यही वजह है कि आपके शरीर के वजन को नियंत्रित करने के लिए दैनिक आहार के रूप में संतुलित मात्रा में कैलोरी का सेवन करना जरूरी होता है। इस तरह यह स्वाभाविक है कि जब आप पैदल चलने की तरह कोई शारीरिक क्रिया कर रहे होते हैं, उस समय आपकी कैलोरी की खपत भी ज्यादा तेजी से होने लगती है। यानी सोने, खाने और बैठने जैसी गतिविधियों की तुलना में पैदल चलते समय आपके शरीर में अधिक कैलोरी की खपत होती है।

याद रखें कि जब आप पैदल चलना शुरू कर देते हैं तब आपके शरीर की एरोबिक्स क्षमता में वृद्धि होने लगती है। आप फेफड़ों की सहायता से अधिक मात्रा में ऑक्सीजन ग्रहण करना शुरू कर देते हैं। यह ऑक्सीजन आपकी धमनियों तक पहुँचता है और रक्त-प्रवाह को सुचारु बनाने में सहायक होता है। इस तरह रक्त आपकी मांसपेशियों और कोशिकाओं तक सही मात्रा में पहुँचता है। ऑक्सीजन का इस्तेमाल आपका शरीर ऊर्जा तैयार करने के लिए करता है। ऑक्सीजन चरबी को जलाने में अहम भूमिका निभाता है और आपका वजन घटने लगता है।

यह सुनकर आश्चर्य हो सकता है, मगर यह सच है कि वजन घटाने के लिए पैदल चलना सबसे अधिक विश्वसनीय और सुरक्षित तरीका है। फ्रैश डायर और फेड डायर से भले ही आरंभ में वजन घटता हुआ दिखाई दे सकता है, मगर इस तरह की आहार योजना सेहत के लिए खतरनाक साबित हो सकती है और बाद में घटा हुआ वजन नए सिरे से बढ़ सकता है। यह तथ्य प्रमाणित हो चुका है कि जो लोग कठोर मेहनत करते हुए कम समय में वजन घटाने की कोशिश करते हैं, वे बाद में थककर कठोर मेहनत करना छोड़ देते हैं और नए सिरे से उनके वजन में बढ़ोतरी होने लगती है।

पैदल चलते हुए वजन घटाने का तरीका अधिक विश्वसनीय माना जाता है। इस

तरीके को अपनाने से नए सिरे से वजन बढ़ने का खतरा न के बराबर रहता है। इसके दौरान धीमी गति से शरीर वजन घटाने और घटे हुए वजन को बरकरार रखने की प्रक्रिया का आदी होता जाता है। जो लोग नियमित रूप से पैदल चलते हैं उनके वजन में अप्रत्याशित रूप से वृद्धि नहीं देखी जाती।

□

97

भ्रमण के लिए जूतों का चयन कैसे करें

1. हमेशा घूमने के लिए गुणवत्तापूर्ण जूतों का चयन करें। यह अच्छी तरह देख लें कि जूते आपके पैरों में पूरी तरह फिट हैं या नहीं। केवल आकार देखकर जूते न खरीदें। पहले पहनकर सुनिश्चित कर लें कि उन्हें पहनकर आपको किसी तरह की कठिनाई तो नहीं होती। तसल्ली हो जाने के बाद ही जूते खरीदें। याद रखें, अलग-अलग ब्रांड और स्टाइल के चलते आकारों में भी फर्क हो सकता है।
2. जैसे-जैसे आप बड़े होते जाते हैं, आपके पैरों के आकार में भी बदलाव आता है। जूते खरीदने से पहले नए सिरे से अपने पैरों का नाप लेने से आपको सहायता मिलेगी। ज्यादातर लोगों का एक पैर दूसरे पैर की अपेक्षा बड़ा होता है। जूते की खरीदारी करते समय दोनों पैरों का नाप लें। फिर सबसे पहले ऐसे जूते का चयन करें, जो सबसे बड़े पैर में फिट आता हो।

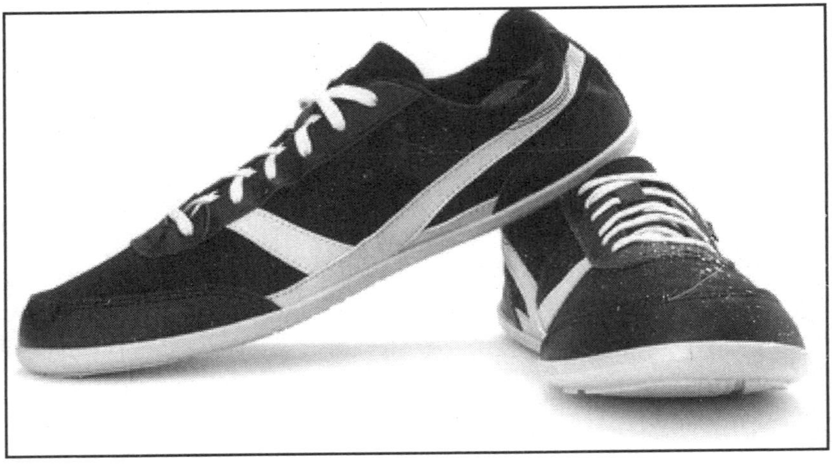

3. ऐसे जूते खरीदने की कोशिश करें, जो आकार की दृष्टि से आपके पैरों के लिए अनुकूल हो।
4. अगर संभव हो तो शाम के वक्त ही जूतों की खरीदारी करें। उसी समय आपके पैर अपने वास्तविक आकार में रहते हैं।
5. जूतों का चयन करते समय खड़े होकर पहनकर देखें। यह सुनिश्चित कर लें कि आपके अँगूठे और जूते के अगले हिस्से के बीच पर्याप्त जगह है या नहीं। पैर के अँगूठे के पास थोड़ी जगह जरूर होनी चाहिए। तलवे वाला हिस्सा भी चौड़ा और आरामदेह होना चाहिए, ताकि चलते समय तलवे पर अनावश्यक दबाव महसूस न हो सके।
6. सुनिश्चित कर लें कि आपके पैरों के निचले हिस्से के लिए जूतों के भीतर पर्याप्त जगह हो।

   जूते की सामग्री ऐसी हो, जिससे आपके पैरों को आराम मिल सके।
7. कभी भी यह सोचकर तंग जूते न खरीदें कि बाद में वे चौड़े हो जाएँगे।
8. सोल और हील की मजबूती की जाँच कर लें।
9. खरीदने से पहले जूतों को पहनकर कुछ कदम चलते हुए सुनिश्चित कर लें कि उन्हें पहनने से आपको किसी तरह की कठिनाई महसूस नहीं होगी।

□

98

कम वक्त में वजन घटाए लिपोसक्शन

दौड़ती-भागती जिंदगी में अपना खयाल रखने के लिए भी आपके पास वक्त नहीं है। अनियमित दिनचर्या और खान-पान के कारण दिन-ब-दिन बढ़ता मोटापा एक गंभीर समस्या बन रहा है; लेकिन लिपोसक्शन तकनीक से आसानी से मोटापा कम कर सकते हैं।

घर और ऑफिस के बीच व्यस्तता के कारण खुद की देखभाल के लिए भी हमारे पास समय नहीं बचता। जो मिल गया, खा लिया। हम यह तक नहीं देखते कि इस तरह के खाने से हमारे शरीर पर क्या प्रभाव पड़ेगा। दरअसल, यही खाना हमारे मोटापे की मुख्य वजह बन जाता है।

लिपोसक्शन क्या है?

यह कॉस्मेटिक सर्जरी की एक तकनीक है। इसके जरिए शरीर के विभिन्न हिस्सों से अतिरिक्त वसा को बाहर निकालकर शरीर को सुडौल और आकर्षक बनाया जाता है। इस तकनीक में शरीर में छिपे हुए स्थानों में छोटे-छोटे छिद्र बनाकर विशेष उपकरणों की सहायता से अतिरिक्त वसा को बाहर निकाल दिया जाता है। इस प्रक्रिया में लगनेवाला समय इस बात पर निर्भर करता है कि शरीर में कितनी वसा है।

इसका इस्तेमाल कहाँ

लिपोसक्शन तकनीक का इस्तेमाल मुख्यत: पेट, कूल्हे, जाँघों, बाँहों, चेहरे और वक्ष पर किया जाता है। पुरुष और महिलाएँ दोनों ही इस तकनीक का इस्तेमाल अपने शरीर को सुडौल बनाने के लिए करते हैं। एक ही ऑपरेशन के जरिए शरीर के कई हिस्सों से वसा निकाली जाती है।

उपचार करवाने जा रहे हैं तो…

यदि आप लिपोसक्शन उपचार करवाने जा रहे हैं तो इसके लिए आपको किसी अच्छे प्लास्टिक सर्जन के पास जाना चाहिए। चूँकि यह एक शल्य चिकित्सा है, इसलिए जरूरी है कि किसी अनुभवी सर्जन से ही इसे करवाया जाए। सबसे पहले डॉक्टर से सलाह और पूरी जानकारी लें कि वह उपचार आपके शरीर के लिए सही है या नहीं। यह भी जान लें कि यह तकनीक आप पर कितनी सफल होगी और उपचार करवाने से पहले तथा बाद में आपको किन-किन समस्याओं का सामना करना पड़ सकता है। इस जानकारी से आप अपना इलाज करवाते हुए कम घबराएँगे।

ऑपरेशन के बाद

ऑपरेशन के बाद छिद्रों से कुछ रिसाव होता है। उससे परेशान होने की जरूरत नहीं है। कई बार सूजन और दर्द की शिकायत भी हो सकती है, जो कुछ समय बाद खुद ही ठीक हो जाती है। ऑपरेशन के बाद भी डॉक्टर से चेकअप करवाएँ। इस तकनीक से एक बार तो आप अपने शरीर को सही आकार दे देंगे, लेकिन फिर उसे बनाए रखने के लिए नियमित रूप से व्यायाम करें और अपने खान-पान पर नियंत्रण रखें।

□

99

वजन घटाने के लिए आयुर्वेद

आयुर्वेद के अनुसार, कम वजन और अधिक वजन वात, पित्त व कफ दोषों के असंतुलन के लक्षण होते हैं। अगर आपका आहार चयापचय से संतुलित नहीं है तो वजन पर नियंत्रण की समस्या उत्पन्न होती है।

मोटापे के साथ अधिकतर कफ दोष पाया जाता है। हालाँकि मोटे लोगों में अन्य दोषों को भी देखा जा सकता है।

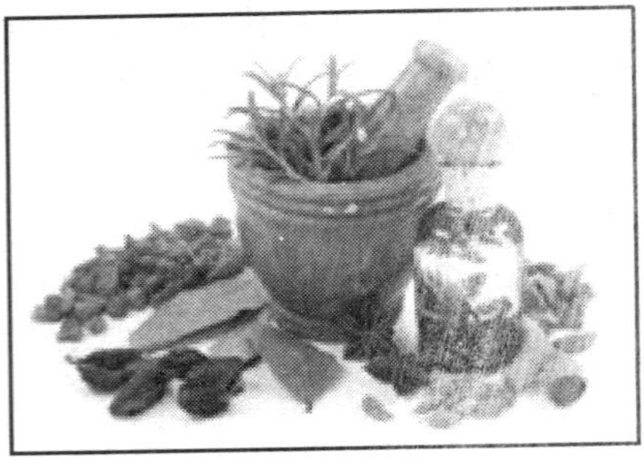

वजन घटाने के लिए आयुर्वेद की रणनीति प्रत्येक व्यक्ति के लिए उसके मन व शरीर के संपूर्ण मूल्यांकन के बाद तैयार की जाती है। व्यक्ति के दोष के आधार पर उपचार तय किए जाते हैं।

आयुर्वेद की सलाह

- अपनी सुविधा के अनुसार परहेज करें और संतुलित जीवन-शैली का अनुसरण करें।
- पाचन-प्रक्रिया में सहायक खाद्यों को भोजन में शामिल करें; जैसे—अदरक, पपीता, आम, अनानास और तरबूज।
- पाचन में सुधार करने के लिए दो-तीन बार अदरक की चाय पिएँ, सप्ताह में एक दिन उपवास रखें।
- आहार में जीरा, अदरक, सरसों के बीज, लाल मिर्च और काली मिर्च को शामिल करें।
- नियमित रूप से व्यायाम करें।

□

100

अनाप-शनाप खाने की इच्छा नियंत्रित करें

कई शोधकर्ताओं का मानना है कि अनाप-शनाप खाने की इच्छा पैदा होने के पीछे शारीरिक कारण के अलावा भावनात्मक कारण भी होता है। जब व्यक्ति आइसक्रीम, पिज्जा और अन्य जंक फूड खाने के लिए प्रेरित हो रहा होता है, तब जरूरी नहीं कि उसे वास्तव में भूख सता रही हो।

कार्बोहाइड्रेट खाने की इच्छा : लो ब्लड शुगर की वजह से मिठाई, केक, चिप्स,

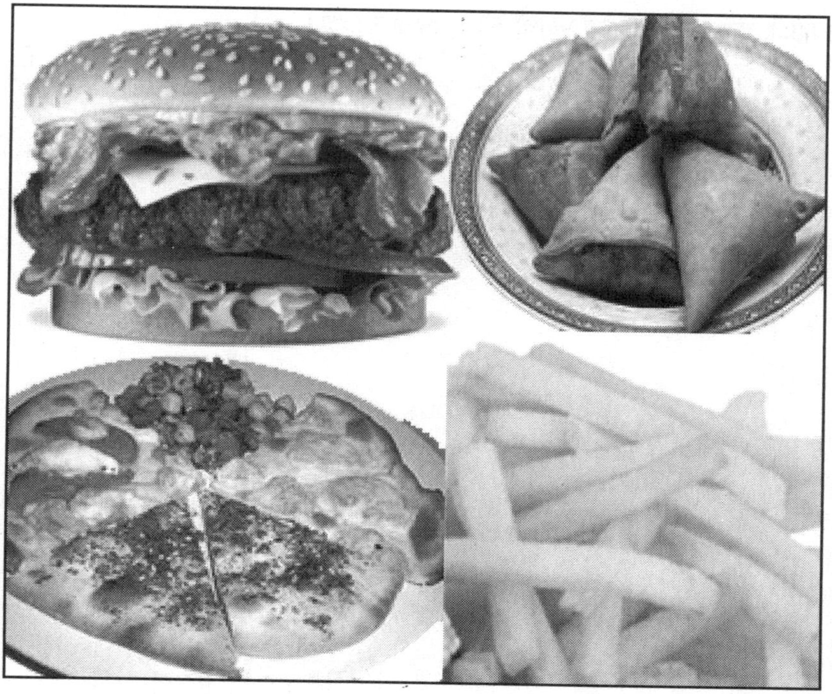

क्रैकर आदि खाने की इच्छा पैदा हो सकती है। ऐसी स्थिति तब पैदा होती है जब आप कई घंटे तक भूखे रहते हैं या भावनात्मक रूप से हताशा की स्थिति में होते हैं। महिलाओं की मानसिक स्थिति मासिक धर्म से पहले ऐसी ही हो सकती है। रिफाइंड कार्बोहाइड्रेट के दुष्प्रभाव से बचने के लिए वैकल्पिक रूप से फलों, सब्जियों और अनाज का सेवन किया जा सकता है। प्रोटीन-युक्त खाद्य एवं वसा-रहित दूध का सेवन कर इस स्थिति से उबरने में सहायता मिल सकती है।

नमक खाने की इच्छा : तनाव की स्थिति में लगातार रहने के कारण अचार, चिप्स और अन्य नमकीन चीजें खाने की इच्छा पैदा हो सकती है। नींबू-पानी और हर्बल टी को विकल्प के रूप में आजमाया जा सकता है। आहार में ताजा फलों को शामिल कर नमकीन चीजों के प्रति पैदा होनेवाली इच्छा को कम किया जा सकता है।

कैफीन का सेवन करने की इच्छा : चाय, कॉफी और कोल्ड ड्रिंक जैसे पेय में कैफीन पाई जाती है। कई लोग शारीरिक व मानसिक रूप से कैफीन के आदी होते हैं और इसका सेवन न कर पाने की स्थिति में उन्हें सिरदर्द, थकान, बेहोशी, चिड़चिड़ापन सताता है और वे अधिक मात्रा में चीनी का सेवन करने लगते हैं। इस लत से छुटकारा पाने के लिए आहार में कैफीन की मात्रा धीरे-धीरे घटानी चाहिए और कैफीन-रहित कॉफी, हर्बल टी जैसे पेय पदार्थों को अपनाना चाहिए।

□

101

वजन घटाने में प्रोटीन का महत्त्व

प्रोटीन की पर्याप्त मात्रा शरीर में जल का उचित संतुलन बनाए रखने में सहायक होती है। कई लोग वास्तविक रूप से मोटे नहीं होते। उनके शरीर में पानी की मात्रा अधिक पाई जाती है। शरीर के ऊतकों में जल को थामे रखने की अधिक क्षमता होती है। ऐसे किसी मोटे व्यक्ति के शरीर के किसी मोटे हुए भाग में यदि उँगली से दबाव डालें तो उसमें गड्ढे बन जाता है, जो उँगली हटा लेने के बाद भी कुछ देर बाद तक दिखाई देता है। ऐसा मोटापा प्राय: प्रोटीन की कमी से होता है। शरीर में पानी का अधिक संग्रह होने की इस अवस्था को 'ओएडेमा' कहते हैं। संतुलित भोजन लेते हुए प्रोटीन की कमी को पूरा कर देने पर शरीर में आनेवाले थुलथुलेपन के ये लक्षण कुछ समय बाद दिखाई नहीं देते।

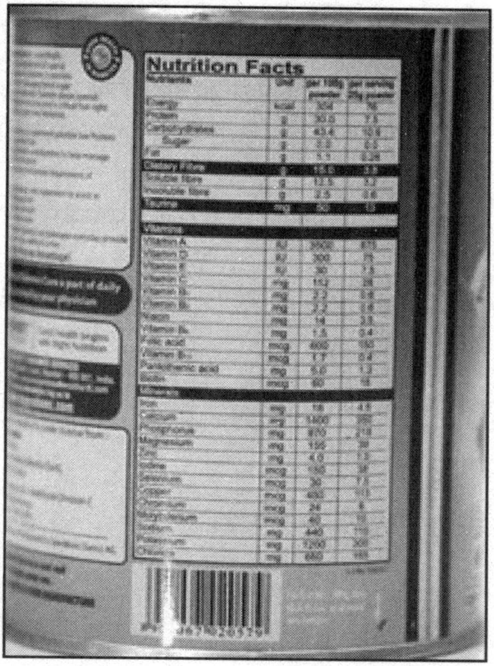

सभी प्रकार के प्रोटीन लगभग 24 भिन्न-भिन्न प्रकार की रासायनिक इकाइयों के संयोजन से बनते हैं। इन सभी रासायनिक इकाइयों में नाइट्रोजन की एक विशेष मात्रा होती है। ये रासायनिक इकाइयाँ अमीनो एसिड के नाम से जानी जाती हैं। जिस प्रकार अंग्रेजी वर्णमाला के 26

अक्षर विभिन्न संयोजनों से असंख्य शब्दों का निर्माण करते हैं, उसी प्रकार अमीनो एसिड भी आपस में मिलकर कई प्रकार के प्रोटीन बनाते हैं।

जो प्रोटीन हम भोजन के रूप में ग्रहण करते हैं, वह पाचन-क्रिया द्वारा कई अमीनो एसिड में टूट जाते हैं। ये अमीनो एसिड ईंटों की तरह आपस में जुड़ते हुए जीवन के लिए आवश्यक प्रोटीन का निर्माण करते हैं। सभी 24 प्रकार के अमीनो एसिड हमारे एक बार के भोजन में नहीं मिल पाते। इनमें से केवल 8 प्रकार के अमीनो एसिड ही ऐसे हैं, जिनकी शरीर को नियमित रूप से आवश्यकता होती है। बाकी अमीनो एसिड का निर्माण शरीर में स्वयं हो सकता है। बिना अमीनो एसिड के एक भी हारमोन, एंजाइम या प्रोटीन का निर्माण नहीं हो सकता, जो शारीरिक प्रक्रियाओं के लिए अत्यावश्यक है।

प्रोटीनवाले भोजन की अत्यधिक मात्रा खाना ही काफी नहीं है। अच्छे स्वास्थ्य के लिए भोजन में प्रोटीन की अच्छी गुणवत्ता का भी होना जरूरी है।

सामान्य लोगों की तरह मोटापा कम करनेवालों के लिए भी प्रोटीन की काफी आवश्यकता होती है। यदि आहार नियंत्रण के समय आपके शरीर को प्रोटीन की उचित मात्रा न मिले तो आपके शरीर में ऊतकों को ठीक से पोषण प्राप्त नहीं हो सकता। प्रोटीन की कमी से मोटापा नहीं घटता, बल्कि शरीर में कमजोरी आती है।

मोटापा घटाने के लिए यदि आप नियंत्रित आहार में प्रोटीन की आवश्यक मात्रा लेते रहेंगे तो आपके स्वास्थ्य को कोई नुकसान नहीं पहुँच सकता। इस प्रकार से आपके मोटापे में जो कमी आएगी, वह केवल वसा की कमी होगी, न कि स्वास्थ्य की। वसावाले भोजन की अपेक्षा प्रोटीनवाले भोजन को अधिक मात्रा में लेते रहने से आपको आहार नियंत्रण के नाम पर भूखा नहीं रहना पड़ेगा और आप वजन भी कम कर पाएँगे।

चिप्स बनाम पापड़

खाद्य सामग्री	किलो कैलोरी	विकल्प	किलो कैलोरी बचत
चॉकलेट कुकीज	175	क्रीम क्रैकर	76
चिप्स (12 पीस)	210	पापड़	165
रोस्टेड मूँगफली (2 चम्मच)	170	भुने चने	70
पूरी (2)	200	फुलके (2 सूखे)	100

चिकन बिरयानी (100 ग्राम पकी)	275	सफेद चावल	100
पकी सब्जी (पनीर)	200		75
दाल मखनी (1 चम्मच क्रीम)	210		
क्रीम सूप (1 चम्मच घी, 1 चम्मच क्रीम)		115	
कोला (1 बोतल)	180		75
रशियन सलाद	184		
चिकन फ्राई (1 लेग पीस)	370	चिकन तंदूरी	

खाओ और दौड़ो

इस तालिका पर एक नजर डालिए। अगली बार जब आपका बच्चा इनमें से कोई चीज खाना चाहे तो उसे आप बताइए कि उसकी कैलोरी खर्च करने के लिए उसे कौन सा व्यायाम या गतिविधि करनी होगी। वह जरूर दुबारा सोचेगा, यह मानना है प्रतिज्ञा बाली का

भोजन	मात्रा	किलो कैलोरी	कैलोरी खर्च करने के लिए आवश्यक गतिविधि
पाव भाजी	1 प्लेट	600	40 मिनट की दौड़ (8–10 किलोमीटर)
भेलपुरी	1 प्लेट	370	आधे घंटे की तैराकी
चीज पिज्जा	100 ग्राम	225	आधे घंटे बैडमिंटन
फ्रेंच फ्राई	15 पीस	165	20 मिनट साइकिलिंग (15 किलोमीटर)
काजू	12 पीस	149	20 मिनट साइकिलिंग (15 किलोमीटर)
गुलाब जामुन	2 पीस	250	20 मिनट ऐरोबिक्स (लगातार)
चॉकलेट आइसक्रीम	1 छोटा कप	290	1 घंटे टेबिल टेनिस

चॉकलेट केक	1 पीस	200	20 मिनट फुटबॉल

बच्चों का वजन मत बढ़ाइए

- अपने बच्चों को धीरे-धीरे भोजन करना सिखाइए।
- अगर उन्हें प्यास लगी हो तो उन्हें कोक नहीं पानी दीजिए।
- उनका स्नैक्स खाना कम कराइए।
- खेल खिलाइए (टेनिस, बैडमिंटन आदि)
- सेहत के लिए अच्छे बदलाव लाने पर बच्चे को इनाम देकर सकारात्मक व्यवहार की आदत डालिए।
- बच्चों को स्कूल में खेलकूदों में हिस्सा लेने के लिए प्रोत्साहित कीजिए।

मोटापे में व्यवहार संबंधी सुधार-लक्ष्य निर्धारण

आरंभिक लक्ष्य

- हलके-फुलके समायोजनों से शुरुआत कीजिए।
- विशिष्ट लक्ष्य बनाइए, उदाहरण के लिए :

    चिप्स खाना आधा कीजिए

    जब खरीदारी करके निकल रहे हों तो और सामान जुड़वाने से बचिए।

    नुक्कड़ की दुकान से चॉकलेट खरीदना बंद कीजिए।

जब आप लक्ष्य पूरा कर लें तो खुद को इनाम दीजिए, लेकिन इनाम के रूप में खाने-पीने का सामान कतई न लें।

लक्ष्यों को दीर्घकालिक बनाने के लिए आवश्यक सुधार

हमारे सपनों की सुंदरता ही हमारे भविष्य का निर्धारण करती है

सर्वे भवन्तु सुखिनः
सर्वे सन्तु निरामय
सर्वे भद्राणि पश्यन्तु
मा कश्चिद दुखः भाग भवेत।

सभी लोग सुखी हों
सभी लोग स्वस्थ हों
सभी लोग सभी की भलाई की कामना करें,

किसी को किसी तरह का दुख न हो।

स्व-सहायता

- तुमसे बेहतर तुम्हें कोई नहीं जानता
- तुम्हारे लिए कोई और नहीं खा सकता
- तुम्हारे लिए कोई और वजन कम नहीं कर सकता
- तुम्हारे लिए कोई और नहीं सोच सकता
- तुम्हारी बुरी आदतें कोई और नहीं रोक सकता
- तुम्हारे अंदर कोई और अच्छी आदतें नहीं डाल सकता
- तुम्हारे लिए कोई और दवा नहीं खा सकता
- तुम स्वयं ही अपने आपको बदल सकते हो, तुम्हें कोई और नहीं बदल सकता।

व्यवहार चिकित्सा

उत्तेजना नियंत्रण की विधियाँ–

- दिन में तीन बार भोजन कीजिए
- भोजन का समय और स्थान एक ही रखिए।
- भोजन कुर्सी–मेज पर रखकर कीजिए
- भोजन के आनंद से ध्यान हटाने की आदत खत्म कीजिए
- भोजन छोटी प्लेट में रखिए।
- खाने के बर्तन मेज पर रखकर भोजन की गति धीमी कीजिए
- प्रत्येक भोजन के बाद तृप्ति परखने के लिए विराम दीजिए
- समस्या उत्पन्न करने वाले खाद्य पदार्थ खरीदने से बचिए
- ज्यादा कैलोरी वाली छौंक से बचिए
- भोजन थोड़ी–थोड़ी मात्रा में परोसिए
- दुबारा परोसे हुए भोजन को मत खाइए।

व्यवहार चिकित्सा

सुदृढ़ीकरण की विधियाँ

- व्यवहार में परिवर्तन पर इनाम दीजिए, न कि वजन में परिवर्तन पर
- इनाम में खाने–पीने का सामान न लें
- स्पष्ट दिखने वाली वस्तुएँ जैसे रुपए या कपड़े चुनिए

- व्यवहार संबंधी एक लक्ष्य हासिल करने के बाद तुरंत ही इनाम दीजिए।

पोषण विज्ञानी आपको भोजन के निम्नानुसार प्रकार लेने की सलाह देते हैं

पोषण पिरामिड

भोजन	पोषण पिरामिड	मिलने वाले पोषक तत्व
वसाचीनी	किफायत से खाइए	ऊर्जा
दुग्ध उत्पाद	सामान्य रूप से खाइए (2-3 बार)	प्रोटीन
मछली, मीट, दाल और अंडे	सामान्य रूप से खाइए (2-3 बार)	कैल्शियम, लोहा, जस्ता, विटामिन-बी और खनिज शरीर के ऊतकों का निर्माण करते हैं और कंकाल तंत्र को मजबूती मिलती है
सब्जियाँ(2-3 बार) फल(2-4 बार)	खुलकर खाइए (5 से 9 बार)	खनिज, त्वचा,केश, नाखून,रक्त और कोमल ऊतकों को कायम रखते हैं। विटामिन श्लेष्मा झिल्ली, रक्त, अस्थियाँ,स्नायु, त्वचा, नेत्र, मस्तिष्क के लिए लाभकारी हैं।
चपाती/ब्रेड, अनाज और चावल	पर्याप्त रूप से खाइए (6 से 11 बार)	कार्बोहाइड्रेट से शरीर और अंगों के सही संचालन के लिए ऊर्जा देता है; शारीरिक गतिविधियों के लिए ऊर्जा देते हैं।

शारीरिक गतिविधि का पिरामिड

बचिए	टीवी देखना, इंटरनेट चलाना फोन पर बात करना, 30 मिनट से अधिक तक बैठना, कंप्यूटर गेम खेलना

अधिक देर तक बैठकर किए जाने वाले काम

योग, ताई, हाथ-पाँव फैलाना, हलका भार उठाना, दंड बैठक, बैंच प्रेस

सप्ताह में 3 दिन हलका भार उठाना, बाइशेप, पेट को मोड़ना, कैफ रेज आदि

ताकत के व्यायाम और शारीरिक लोच

टहलना, साइकिल चलाना, स्केटिंग, सीढ़ियाँ चढ़ना, तैराकी
सप्ताह में 5 दिन टेनिस खेलना, नृत्य, लंबी पदयात्रा आदि

ऐरोबिक और मनोरंजन संबंधी व्यायाम

जब भी संभव हो, पैदल चलिए, बस की ओर जाते समय तेज चाल चलिए (5-6 किलोमीटर प्रति घंटा), स्कूल या बाजार जाते समय हो सके तो एक स्टॉप पहले उतरिए, दोपहर के भोजन के समय कॉलोनी में ही टहलिए। अपने कमरे की सफाई कीजिए, लिफ्ट के बजाय सीढ़ियों का इस्तेमाल कीजिए। टीवी देखते समय व्यायाम करते रहिए।

प्रतिदिन

मोटापे के लिए व्यवहार संबंधी सुधार

लक्ष्य निर्धारण

दीर्घकालिक लक्ष्य

- जो चीज तुम्हें नहीं खानी चाहिए, उसे खरीदो ही मत
- खुराक में प्रतिबंधित खाद्य नियंत्रित तरीके से शामिल करें (उदाहरणस्वरूप रविवार दोपहर के भोजन के बाद चॉकलेट)
- दिन में 3 बार भोजन कीजिए और प्रतिदिन दो स्नेक्स लीजिए
- भोजन कक्ष में ही भोजन कीजिए
- भोजन के बाद कुछ भी खाने से बचिए

□□□